【超絶解説】

医学論文の難解な
統計手法
が手に取るように
わかる本

康永秀生　山名隼人　岩上将夫　編著

金原出版株式会社

執筆者一覧

[編著者]

康永　秀生	東京大学大学院医学系研究科臨床疫学・経済学 教授
山名　隼人	東京大学大学院医学系研究科ヘルスサービスリサーチ講座 特任助教
岩上　将夫	筑波大学医学医療系ヘルスサービスリサーチ分野 助教

[著　者]

笹渕　裕介	自治医科大学データサイエンスセンター 講師
土谷　飛鳥	国立病院機構水戸医療センター副救命救急センター長
松居　宏樹	東京大学大学院医学系研究科臨床疫学・経済学 助教
大野　幸子	東京大学大学院医学系研究科生物統計情報学 特任助教
麻生将太郎	東京大学大学院医学系研究科臨床疫学・経済学 特任研究員
石丸　美穂	東京大学大学院医学系研究科臨床疫学・経済学 特任研究員
森田光治良	東京大学大学院医学系研究科臨床疫学・経済学 特任研究員

はじめに

　医学研究に用いられる統計手法が，近年とみに高度化しつつある。旧来の統計手法（線形回帰分析など）の問題点を克服する最新かつ難解な統計手法が次々に登場している。統計学をかじった程度の臨床家にはほとんど理解できないレベルの難しさである。

　幸いなことに（？），難しい統計手法を理解できなくても，医学論文は何となく読める。Abstract と Conclusion だけ読めば，論文の"あらすじ"は分かってしまう。それ故に，論文の「斜め読み」が横行しているかもしれない。Methods に書かれている統計手法の説明は読み飛ばされてしまう。医局の抄読会でも，発表担当者は論文中の統計手法に関する記載には深入りしない。

　「統計の部分は何を書いているのかよく分からないから，いつも読み飛ばしていますよ」と談笑している臨床家たちに遭遇した。悪びれることなくそう話す彼らを見て，筆者（康永）は「まずいな」と感じた。統計手法の理解はなおざりになり，Abstract と Conclusion だけ読んで論文全体を分かったつもり。本当にそれでいいのか？　統計手法の理解なしに，論文を理解したことにはならないはずである。

　なぜこんな事態に陥っているのか？　一つは，臨床医学が日進月歩であると同様に，統計学も進歩しているからだ。様々な臨床的状況や，入手可能なデータの内容に合わせて，より洗練された統計手法が統計学者によって次々に開発されている。臨床家は臨床医学の進歩をキャッチアップできても，統計学の進歩をキャッチアップすることはできなくて当たり前である（逆もしかり）。

　もう一つは近年，大規模なリアルワールドデータ（real world data, RWD）を用いた研究が世界的に増加していることが挙げられる。RWD とは，日常臨床から得られる種々の患者情報を多施設から収集したデータの総称であ

る。患者レジストリー，保険データベース，電子カルテデータなどが含まれる。RWDは圧倒的に多い症例数を確保できる点が魅力である。しかし，ランダム化比較試験のような介入試験ではなく，観察研究であるため，交絡をはじめとする様々なバイアスの問題が不可避であり，それらに対処するための疫学研究デザインや統計手法が高度化している。

　古典的な統計手法である多変量回帰分析（重回帰，ロジスティック回帰，Cox回帰など）は今も用いられるものの，それだけでは対処しきれない。その一つ上を行く「傾向スコア分析」は，臨床家にとってもすっかりおなじみになった。筆者らは前書「できる！傾向スコア分析 SPSS・Stata・Rを用いた必勝マニュアル」で，傾向スコア分析の実践的な分析手順について詳説した。

　ところが，傾向スコア分析は応用統計の序の口に過ぎない。さらにその上を行く，新しくかつ難しい統計手法を用いた論文が，臨床のトップジャーナルに次々に登場している。操作変数法，不連続回帰デザイン，差の差分析，時間依存性交絡に対する周辺構造モデル，マルチレベル分析，競合リスクモデル，多重代入法，自己対照デザイン，などなど実に多彩である。

　筆者（康永）は最近，ある臨床家に傾向スコア分析の手ほどきをし，論文執筆も指導した。彼がその論文を一流の臨床誌に投稿したところ，統計レビューアーが「時間依存性交絡を考慮した分析を実施せよ」とのコメントをよこした。——恐ろしい時代になったものだ。臨床誌のレビューアーが「時間依存性交絡」を考慮した分析をさらりと求めてくる。

　いや，悠長なことを言っている場合ではない。傾向スコア分析は1990年代後半に医学誌に登場し，その後傾向スコア分析を用いた論文数は2000年から2018年までの間に100倍以上に増えた。これと同じとは言わぬまでも，傾向

スコア分析の上を行く統計手法を扱った論文が今後も増え続けるに違いない。こうした統計手法を理解していないと，論文を読むこともままならず，自ら研究を行いジャーナルに論文を投稿してもアクセプトはままならなくなるかもしれない。

では，臨床家はどうすればいいのだ？　臨床論文に書かれてある難しい統計解析を理解するために，統計学者が書いた統計論文の原著を孫引きして読まなければならないのか？　それを臨床家に勧めるのは全くナンセンスである。奇特にも引用文献を孫引きする臨床家がいたとしても，統計学者が書いた数式ばかりの理論論文に遭遇し，ロゼッタストーンを解読することと同等に困難であることを知るばかりである。

そこで本書の登場である。本書はそのタイトルの通り，医学論文に近年取り入れられている難解な統計手法の理解を深めるための本である。本書に書かれてある統計手法について，臨床家向けに日本語で分かりやすく解説した書籍は前例がない。本書は言わば，時代を先取りしている。

筆者らは全員，医師・歯科医師・看護師・理学療法士といった医療資格をもち，臨床経験もある研究者である。筆頭著者の康永は東京大学の School of Public Health（SPH）で教鞭をとり，臨床疫学を教えている。その他の筆者全員は，東大 SPH を卒業し Master of Public Health（MPH）の学位をもつ，臨床疫学のスペシャリストたちである。本書に書かれてある統計手法を日常的に使いこなし，多くの臨床研究論文を生み出している異能の集団である。

筆者らは統計の理論論文を読みこなし，一般の臨床家にも分かる言葉に置

き換えるという作業を地道に行ってきた。本書はその集大成である。数式の記載は極力排した。一部に解説の流れの中で必要最小限度の数式を記載している箇所があるものの，言葉を用いて数式の意味を分かりやすく説明している。

　各々の統計手法が，いかなる臨床的状況や，どのような臨床データにフィットするかに焦点を当て，ひたすら臨床家目線で読みやすい内容を追求した。臨床家にとって必要・有用と考えられる疫学・統計の知識については，妥協なく詳細な解説を加えた。一方，臨床家が知る必要が無い，統計学者がこだわる細部については迷いなく切り捨てた。

　本書の読者対象は主に臨床家や臨床研究者である。特に，一歩進んだ統計手法を理解し医学論文を読みこなしたいと考えている臨床家，1クラス上の臨床研究を志す臨床家や臨床研究者向けに書かれてある。なお統計家になりたい方は，本書ではなく，統計学の原著論文を読むことを勧める。

　本書の執筆に際し，複数の統計学者にご助言をいただいた。5章は川原拓也先生（東京大学医学部附属病院臨床研究支援センター中央管理ユニット生物統計部門），8・11章は竹内由則先生（東京大学大学院医学系研究科生物統計学分野），10・12章は篠崎智大先生（東京理科大学工学部情報工学科）のお力添えなしには完成に至らなかった。茲に深謝申し上げる。また，本書の編集にあたり常に細やかなご支援を頂いた金原出版編集者の須之内和也氏にも厚く御礼を申し上げる。

2019年11月

康永秀生

CONTENTS

イントロダクション　臨床疫学・統計学の基礎から応用へ
　　　　　　　　　　　　　　　　　　　　　　　　（康永秀生）　1
1. 臨床医学と臨床疫学 …………………………………………… 1
2. 臨床研究のタイプ ……………………………………………… 1
3. バイアスの調整 ………………………………………………… 6
4. 臨床予測モデル ………………………………………………… 10

第1章　傾向スコア分析の応用 ― 未測定交絡を傾向スコアで調整できる？
　　　　　　　　　　　　　　　　　　　　（石丸美穂, 山名隼人）　12
1. 傾向スコア分析 ………………………………………………… 13
2. 高次元傾向スコア ……………………………………………… 17

第2章　操作変数法 ― 究極の擬似ランダム化？
　　　　　　　　　　　　　　　　　　　　（麻生将太郎, 山名隼人）　30
1. 操作変数法とは ………………………………………………… 30
2. 操作変数法を用いた擬似ランダム化 ………………………… 33
3. 操作変数の種類 ………………………………………………… 34
4. 操作変数法の3条件の検証方法 ……………………………… 36
5. 操作変数法のその他の留意点 ………………………………… 37
6. 操作変数法の限界 ……………………………………………… 39
7. 操作変数法を用いた研究例 …………………………………… 40

第3章　不連続回帰デザイン ― HPVワクチンで無防備な性交が増える？
　　　　　　　　　　　　　　　　　　　　　　　　（笹渕裕介）　47
1. 不連続回帰デザインとは ……………………………………… 48
2. 不連続回帰デザインによる医療政策の影響評価 …………… 50
3. 不連続回帰デザインが成立するための前提条件 …………… 50
4. 不連続回帰デザインにおける治療効果の推定 ……………… 53
5. 不連続回帰デザインの限界 …………………………………… 54
6. 不連続回帰デザインを用いた研究の紹介 …………………… 55

第4章 差の差分析 ― ポケモン GO で健康になれる？
（笹渕裕介） 61
1. 前後比較デザインと差の差分析 62
2. 差の差分析の実際 64
3. 差の差分析が成り立つための仮定 65
4. 差の差分析を用いた研究 66

第5章 時間依存性交絡と周辺構造モデル
― 重症熱傷患者に対する気管切開術の効果は？
（土谷飛鳥） 71
1. 時間依存性交絡と時間依存性治療 72
2. 時間依存性交絡因子の存在によって生じる問題 76
3. 時間依存性交絡因子の対処方法 77
4. 周辺構造モデルと因果推論 79
5. 実際の作業工程と実例 81

第6章 感度分析 ― 見方を変えれば姿が変わる？
（森田光治良, 麻生将太郎, 山名隼人） 95
1. 感度分析とは 96
2. 感度分析で検討される項目 98
3. さまざまな感度分析 99

第7章 生存時間分析における競合リスクモデル
― 死ねば人工呼吸から離脱できる？
（森田光治良, 岩上将夫） 110
1. 生存時間分析とは 110
2. 競合リスクを考慮した生存時間分析 117

第8章 欠測データの取り扱いと多重代入法
― データが欠けている患者は解析から除く？
（森田光治良, 岩上将夫） 126
1. 欠測データとは？ 127
2. 記録されていないデータの扱い方 127

3. 欠測データ発生のメカニズム ……………………… 129
4. 欠測データに対する統計解析手法 ………………… 132
5. 欠測データに対処した研究例 ……………………… 136

第9章 マルチレベル分析 ― 患者は病院の色に染まる?
……………………………………………（山名隼人）141
1. 階層構造とマルチレベル分析 ……………………… 141
2. 統計モデル …………………………………………… 144
3. マルチレベル分析を用いた論文を読む際のポイント …… 148

第10章 症例対照研究,マッチド・ペア・コホート研究
― 統合失調症患者はがん診断が遅れる?
……………………………………………（岩上将夫）154
1. 臨床疫学研究におけるマッチングとは …………… 155
2. 症例対照研究の基本 ………………………………… 156
3. 症例対照研究におけるマッチング ………………… 160
4. マッチド・ペア・コホート研究 …………………… 165

第11章 自己対照研究デザイン
― インフルエンザが急性心筋梗塞のリスクを高める?
……………………………………………（岩上将夫）175
1. 自己対照研究デザインとは ………………………… 176
2. ケース・クロスオーバー法 ………………………… 178
3. 自己対照ケースシリーズ …………………………… 181
4. 研究デザインの選択 ………………………………… 187

第12章 臨床予測モデル ― 10年以内に心血管イベントが起こる確率は?
……………………………………（松居宏樹, 岩上将夫）192
1. 多変量回帰モデルと臨床予測モデル ……………… 193
2. 臨床予測モデルの作成方法 ………………………… 196
3. 臨床予測モデルの結果の提示 ……………………… 199
4. 臨床予測モデルの予測能の評価 …………………… 206
5. 臨床予測モデルの評価の対象 ……………………… 212

第13章 機械学習 — アルゴリズムは経験知を超えるか？
　　　　　　　　　　　　　　　　　　　　　　　　　　（大野幸子）　219
1. 機械学習の概略 …………………………………………… 220
2. 機械学習の手法 …………………………………………… 222
3. 機械学習の手順 …………………………………………… 228
4. 論文紹介 …………………………………………………… 230
5. 機械学習の失敗 …………………………………………… 232

第14章 データベースにおけるバリデーション研究
— リアルワールドデータを理解するために
　　　　　　　　　　　　　　　　　　　　　　　　　　（山名隼人）　237
1. データベースと妥当性 …………………………………… 238
2. 妥当性の評価 ……………………………………………… 240
3. バリデーション研究の方法 ……………………………… 245
4. バリデーション研究の活用例 …………………………… 247

索　引 ………………………………………………………………… 252

COLUMN
- 臨床疫学・統計学を学ぶ機会 ……………………（康永秀生）　11
- 統計家の困惑 ………………………………………（大野幸子）　28
- 発生件数だけでオッズ比を導出する ……………（麻生将太郎）　44
- 論文自動生成プログラムの怪 ……………………（笹渕裕介）　59
- 臨床知識の寿命はどれくらいか？ ………………（森田光治良）　124
- 査読は難しい ………………………………………（森田光治良）　138
- 症例数は「40人75眼」 ……………………………（山名隼人）　152
- 同じデータに違う研究デザインを使ったら
結論が「逆」に!? …………………………………（岩上将夫）　172
- ゴルディアスの結び目 ……………………………（山名隼人）　182
- 研究対象者のリクルートは難しい ………………（岩上将夫）　189
- QRISKに寄せられた批判と反応 …………………（岩上将夫）　215
- タダ飯はない ………………………………………（大野幸子）　235
- データベース研究における縁の下の力持ち ……（山名隼人）　250

イントロダクション

臨床疫学・統計学の基礎から応用へ

1 臨床医学と臨床疫学

　疾病に罹患するかどうかは不確実，治療の効果も不確実，疾患の予後も不確実です。
　臨床疫学（clinical epidemiology）は，臨床医学の不確実な諸現象を，疫学・統計学の方法論を用いて解明する学問です。医療の不確実性に挑む科学，と言い換えられるでしょう。臨床疫学の役割は，具体的に以下のように区分されます。
　①疾患の記述，分類，体系化
　②診断の妥当性・信頼性の評価
　③治療の効果判定
　④疾患のリスクや予後の予測
　⑤診療の構造・プロセス・アウトカムの評価

2 臨床研究のタイプ

　臨床研究は，疫学研究デザインの分類に沿って，表1のように区分できます。

(1) ランダム化比較試験

　ランダム化比較試験（randomized controlled trial，RCT）は，ある介入の効果を判定するための研究デザインのうち，最も内的妥当性（internal validity）

表1 臨床研究のタイプ

```
1. 介入研究　interventional study
   ランダム化比較試験 randomized controlled trial（RCT）など
2. 観察研究　observational study
   （1）記述的研究　descriptive study
       症例報告，症例シリーズ
   （2）分析的観察研究　analytic observational study
       （ⅰ）横断研究　cross-sectional study
       （ⅱ）縦断研究　longitudinal study
           ・コホート研究 cohort study
               前向きコホート研究　prospective cohort study
               後向きコホート研究　retrospective cohort study
           ・症例対照研究 case control study
           ・自己対照研究デザイン self-controlled study design
                                                        など
```

の高い（＝真の効果に近い結果を導き出せる）デザインといえます。そのためRCTはゴールド・スタンダード（gold standard）と呼ばれます。他の研究デザインも，RCTとの対比のうえでその妥当性が議論されます。

RCTは，プラシーボ（偽薬）効果の影響を除外できる点でも優れています。そのため新薬の治験ではRCTが行われます。しかし，RCTにはいくつかの問題点もあります。すでに市販されている医薬品・医療機器や汎用されている医療技術，救急治療や外科手術，希少疾患についての研究では，RCTはたいてい実施困難です。RCTを実施するには巨額の費用がかかるため，その意味でも実施困難です。

また，RCTはリアルワールドの臨床とはかけ離れた実験的な条件の下で行われます。厳格な組入基準（inclusion criteria）・除外基準（exclusion criteria），薬の場合は決められた用量や投与期間が設定されます。**被験者数は少なく，観察期間は短いことが多く，エンドポイント（endpoint）はしばしば真のエンドポイント（true endpoint）ではなく，代替エンドポイント（surrogate endpoint）が用いられます。**

さらにRCTでは治療の割り付け後に症例の脱落が起こったり，対照群に

割り当てられた患者が自ら希望して介入群と同じ治療を受けてしまうコンタミネーションも起こりえます。これらは RCT の内的妥当性への脅威となります。

（2） 観察研究

　観察研究は，研究を意図した直接的な介入を加えず，診療や経過を観察する研究です。**記述的研究**は，患者や疾患の特性，診療のパターン，患者の転帰や予後などを記述する研究です。

　分析的観察研究には，罹患率の推計，疾患のリスク因子の同定，治療の効果や予後の比較など，さまざまな内容の研究があります。

1）コホート研究

　コホート研究は対象者を継時的に追跡し，疾病の罹患や予後，およびそれらと関連する要因を分析する研究です。**前向きコホート研究**は観察の起点が現在，**後向きコホート研究**は観察の起点が過去です。観察の起点が異なるだけであり，どちらもサンプル数の大小や観察期間の長短は問われません。

　前向きコホート研究は，観察開始前に研究計画を立て，必要なデータ項目をあらかじめ決めてからデータ収集できることが利点です。後向きコホート研究は，すでにある患者記録から必要なデータを抽出するため，比較的低コストで実現可能性（feasibility）が高いといえます。しかし，研究目的に沿うデータ項目が存在しないことがあることが最大の弱点です。

2）症例対照研究

　症例対照研究（case control study）では，源集団（source population）からアウトカムが発生した症例群および発生していない対照群を同定し，各群から一定のルールでマッチングを行い，マッチされた群間でリスク因子を比較するという研究です。**第 10 章**で症例対照研究を詳述します。

3）コホート研究・症例対照研究の応用形

　コホート研究の応用形であるマッチド・ペア・コホート研究（matched-pair cohort study）も**第 10 章**で解説します。さらに**第 11 章**では，同一個人

が症例にもなりかつ対照にもなる，**自己対照研究デザイン**（self-controlled study design）について紹介します。同一個人内でアウトカムが発生した時期と発生していない時期の曝露の有無を比較する**ケース・クロスオーバー法**（case-crossover method）と，同一個人内で曝露がある期間とない期間のアウトカムの発生を比較する**自己対照ケースシリーズ**（self-controlled case series）があります。

(3) リアルワールドデータ

1）リアルワールドデータとは

リアルワールドデータ（real world data, RWD）とは，多施設による大規模な**患者レジストリー**（patient registry），全国規模の**保険データベース**（administrative claims database），**電子カルテ**（electronic medical records, EMR）データを含むデータベースなど，日常臨床から恒常的に患者情報を収集したデータベースの総称です。RCTのような特殊環境で得られるデータではなく，まさに現実の世界を反映したデータです。

患者レジストリーには，がん登録や，各学会が構築している疾患別の患者レジストリーがあります。日本外科学会のNational Clinical Database（NCD），日本心臓血管外科手術データベース（Japan Cardiovascular Surgery Database, JCVSD），日本脳卒中データバンク，日本外傷データバンクなど，多数の疾患別患者レジストリーがあります。

保険データベースは，診療報酬請求データを研究目的で二次利用するために再構築されたデータベースです。病院やクリニックで実際に行われた診療に基づいて，傷病名・処方・検査・処置・手術・在院日数・退院時転帰などのデータが記録されています。保険データベースは各国で整備されており，日本ではレセプト情報・特定健診等情報データベース（National Database of Health Insurance Claims and Specific Health Checkups of Japan, NDB），DPC（Diagnosis and Procedure Combination）データベース，JMDCデータベース（https://www.jmdc.co.jp/）などがあります。

電子カルテデータを含むデータベースには，医薬品医療機器総合機構（PMDA）が運用する Medical Information Database Network（MID-NET）（https://www.pmda.go.jp/safety/mid-net/0001.html）や，一般社団法人健康・医療・教育情報評価推進機構（HCEI）が運用するデータベース（https://www.hcei.or.jp/）などがあります。

RWD，特に保険データベースでは，記録されている傷病名の妥当性がときに議論となります。詳細は**第14章**（データベースにおけるバリデーション研究）を参照してください。

2）リアルワールドデータ研究に用いられる統計解析

近年，RWDを用いた観察研究が注目されています。上述のようにRCTは実施困難であることが多いため，RCTを補完する手段として，大規模なRWDを用いた観察研究デザインによる質の高い臨床研究が世界的に増加しています。厳格な組入基準や代替エンドポイントのせいで限られた答えしか得られないRCTでは，「エビデンスの隙間」を埋められないのです。

RWDの優位性として，超高齢者や合併症を有する患者など，さまざまな背景をもつ患者集団のデータが含まれる点が挙げられます。また，データベースによっては，全国規模の圧倒的多数の症例数を確保できます。しかしRWDを用いる研究はすべて観察研究であり，RCTと異なり治療の選択はランダムでなく，（次項で詳述する）**交絡（confounding）**の影響が避けられません。その点ではRCTに及びません。

RWDを用いる研究では，適切に研究テーマを設定し，うまく研究対象を選定し，潜在的な交絡因子となるデータを網羅的にデータベースから抽出する必要があります。そのうえで，本書で紹介する種々の統計手法を駆使することが求められます。

また，RWDは通常，多施設からデータが収集されます。各施設とその患者たちは，階層構造になっています。すなわち各施設の患者は，その施設に属していること自体の影響（医療スタッフや医療設備などによる影響）を受けます。階層構造をもつデータに用いられる分析手法として，**マルチレベル**

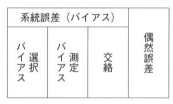
図1 誤 差

分析(multilevel analysis)があります。詳細は**第9章**を参照してください。

3　バイアスの調整

(1) 誤　差

　臨床研究のデザインにおいて,誤差(error)の概念を理解することは重要です。誤差には,偶然誤差(random error)と系統誤差(systematic error)があります。系統誤差はバイアス(bias)とも呼ばれ,測定バイアス(measurement bias),選択バイアス(selection bias),交絡(confounding)に分けられます(**図1**)。

　誤差については前書『できる！ 臨床研究 最短攻略50の鉄則』をご参照ください。本節では,次章以降の理解に役立てるために,特に交絡とその対処法に関するイントロダクションを示します。

(2) 交　絡

1) 適応交絡

　図2のように,患者の背景因子(年齢,性別,既往歴など)や治療を受ける病院の要因(スタッフ,大学病院,地域性など)は,治療効果に影響するだけでなく,治療Aまたは治療Bの選択にも影響を与えます。これを**適応交絡**(confounding by indication)と呼びます。

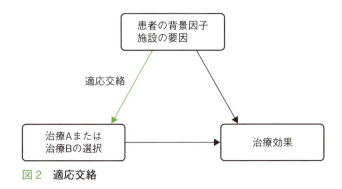
図2　適応交絡

　この適応交絡を排除する最も確実な方法がRCTです。治療Aと治療Bの真の効果差を知るためには，両群の背景要因のバランシングが必要となります。優れたRCTでは背景要因はほぼ均一になります。
　しかし，観察研究では各患者を治療Aまたは治療Bにランダムに割り当てているわけではありません。「観察研究＝交絡との戦い」といっても過言ではありません。そこで以下のような統計手法を用いて，交絡の問題に挑戦します。

2）多変量回帰分析

　多変量回帰分析（multivariable regression analysis）は，複数の説明変数（独立変数）それぞれと被説明変数（従属変数）との関連を明らかにする，臨床研究でもよく用いられる統計手法です。
　臨床研究では，被説明変数にさまざまなタイプのアウトカムが用いられます。被説明変数が連続変量の場合は**重回帰**（multiple regression），2値変数の場合は**ロジスティック回帰**（logistic regression），打ち切り例のある2値変数の場合はCox回帰（Cox regression）が用いられます。
　Cox回帰を含む**生存時間分析**については**第7章**で詳述します。通常の生存時間分析では，起こりうるイベントが1種類であることを想定しています。第7章では，2つ以上のイベントの発生を考慮する**競合リスクモデル**（competing risk model）についても解説します。

3）傾向スコア分析

傾向スコア分析（propensity score analysis）については，前書『できる！傾向スコア分析 SPSS・Stata・R を用いた必勝マニュアル』も参照してください。

2つの治療が存在するとき，各患者が2つのうち一方の治療を選択される確率を，**傾向スコア**（propensity score）といいます。**傾向スコア・マッチング**（propensity score matching）は，臨床研究における交絡調整において最も頻繁に行われている方法です。傾向スコア・マッチングの他に，傾向スコアを用いた**逆確率による重み付け**（inverse probability of weighting，IPW）なども行われます（第1章参照）。

傾向スコア分析は，**測定されている交絡**（measured confounders）については両群のバランシングが可能です。しかし，**未測定交絡**（unmeasured confounders）を調整することはできません。

4）未測定交絡への対処法

一昔前まで，観察研究における未測定交絡への対処方法について，臨床の分野ではほとんど紹介されていませんでした。しかし近年は，「高次元傾向スコア」「操作変数法」「不連続回帰デザイン」といった，未測定交絡に対処する統計手法を用いた臨床論文が散見されるようになりました。

第1章では，傾向スコア分析の応用編として，**高次元傾向スコア**（high-dimensional propensity score，hdPS）を紹介します。この方法は，RWDのなかでも保険データベースを用いる研究に応用可能です。保険データベースは疾患の重症度に関するデータがあまりなく，それらが未測定交絡となります。高次元傾向スコアを用いれば，未測定交絡についてもある程度は対処可能であると考えられています。

第2章では，**操作変数法**（instrumental variable method）を紹介します。この方法は，大規模な観察研究でかなり頻繁に利用されるようになってきました。交絡変数，アウトカム変数，治療の割り当て変数以外の第4番目の変数であって，交絡変数とアウトカム変数には関連せず，治療の割り当て変数

のみに強く関連する変数（＝操作変数）を見つけてきて，RCTにおけるくじ引きと類似の状況を作り出すという，アクロバティックな方法です。

第3章では，**不連続回帰デザイン**（regression discontinuity design）を紹介します。連続変数のある閾値の前後で介入群と対照群に振り分けられるという状況がある場合，閾値周辺の集団についてはほぼRCTと等しくなっていることを利用する手法です。

上記のいずれの方法もそれぞれ限界があり，適用できるケースも限られています。しかし，本書を通してその概略をつかみ，先行文献における実例にヒントを得たら，ぜひご自身でも，利用できる状況を見極めて試みてほしいと思います。

上記以外に，未測定交絡に対する間接的な対処方法として，未測定交絡因子に対する**感度分析**（sensitivity analysis）があります。未測定交絡因子がアウトカムに及ぼす影響を定量化する方法であり，array approach, rule-out approach, E-valueといった手法があります。詳細は**第6章**を参照してください。

5）時間依存性交絡

通常の多変量回帰分析や傾向スコア分析では，ある一時点の交絡因子と治療内容に着目し，それらを用いてアウトカムを予測します。ある一時点は，治療時点であることが多いでしょう。しかし，交絡因子が時間とともに変化し，それによって治療も変化することがあります。このような交絡因子を**時間依存性交絡因子**（time dependent confounders）といいます。

通常の多変量回帰分析や傾向スコア分析では，時間依存性交絡因子を調整できません。このようなケースでは，**周辺構造モデル**（marginal structural model）などの手法が用いられます。詳細は**第5章**を参照してください。

(3) 欠損値

観察研究では，データに欠損値が生じることがままあります。そういった場合，欠損値のある患者をすべて除外して分析を行っていないでしょうか？

そのような方法を完全ケース分析（complete case analysis）といいます。欠損値が発生するメカニズムにはいくつかあり，ある場合に完全ケース分析は歪んだ結果をもたらします。

お勧めできる欠損値への対処方法は，**多重代入法**（multiple imputation）です。欠損値にある値を代入したデータセットを複数作成し，データセットごとに推計値を求め，その結果を統合することにより，欠損値を含むデータの統計的推測を行う方法です。詳細は**第8章**を参照してください。

4 臨床予測モデル

個々の患者がもつ背景因子の情報を用いて，1人ひとりのアウトカムを予測するための分析モデルを作成し，モデルから計算されるアウトカムの予測結果を個別化医療へ利用する試みが増えています。このような分析モデルを総称して，**臨床予測モデル**（clinical prediction model）と呼びます。集団ではなく，患者個人のアウトカムを予測することにより，日常臨床における医師や患者の意思決定を支援することができます。

臨床予測モデルを作成するにあたっても，RWDが活用されることがあります。例えば，日本外科学会のNCDを用いて，各外科手術のリスクモデルが構築され，Risk Calculatorというモジュールが作成されています（http://www.ncd.or.jp/）。

臨床予測モデルの詳細については，**第12章**を参照してください。

さらに近年，臨床的な判別や予測に，**機械学習**（machine learning）を取り入れる動きが活発化しています。**第13章**では，機械学習について初歩的な概念を解説します。

（康永秀生）

> **Column** 臨床疫学・統計学を学ぶ機会

臨床疫学や統計学を学ぶ機会は少しずつ増えています。

系統的に学ぶためには，大学院に進学するという選択肢もあります。東京大学や京都大学をはじめ，いくつかの大学に School of Public Health（SPH）という専門職修士課程が設置されています。大学によってプログラムは異なっており，臨床研究に特化したプログラムもあるようです。筆者が教鞭を執る東京大学 SPH（https://www.m.u-tokyo.ac.jp/sph/）では，臨床疫学や統計学を含め Public Health に関する幅広い素養を身に付けられます。臨床医の場合，1 年または 2 年のコースが用意されています。

とはいえ，大学院に進学することはハードルが高いと感じられる方も多いと思われます。そのような方には，日本臨床疫学会（http://www.clinicalepi.org/）へのご参加をお勧めします。臨床研究を実践したい若手の臨床家や研究者を対象に，臨床疫学や統計学を学ぶ機会を提供することを目的として，2016 年 12 月に発足した若い学会です。同学会は，「クリニカル・マインドとリサーチ・マインドを持つ医療者による質の高い研究を，ビッグデータを活用した研究などの振興と研究人材育成を通じて推進し，現在の医療が直面する諸課題の解決に貢献する」というミッションを掲げています。同学会は，年次学術大会や各種セミナーを通じて，臨床研究者が切磋琢磨する場をさらに広げていくことを目指しています。

（康永秀生）

第1章

傾向スコア分析の応用
— 未測定交絡を傾向スコアで調整できる？

若手研究者I：S先生，今取り組んでいる研究の結果がまとまったので，見ていただけますか？

指導教員S：「治療Aとアウトカムとの関連」という研究テーマでしたね。

研究者I はい。そのテーマについて全国レセプトデータベース（NDB）を用いた研究を行っています。治療Aを行った群と行わなかった群を選択して……傾向スコア・マッチングを行って……これでアウトカムを比較して……，治療Aを行った群の方がアウトカムは良好です！　この治療Aは効果があるのですね！

指導教員S まあまあ落ち着いて。傾向スコアを推定するときに使用した変数についてもう一度検討しましょう。ん？　変数のなかに疾患の重症度がありませんね。疾患の重症度がアウトカムにも治療選択にも強く関連していないですか？

研究者I 今回研究に利用したNDBには疾患の重症度は記載されていないのです。

指導教員S ではこの従来の傾向スコア・マッチングでは重要な交絡因子となる変数を調整できていませんね。

研究者I 傾向スコア・マッチングを行うと，擬似ランダム化できる。つまり，2群の患者背景を類似させることができるのではないのですか？

指導教員S 傾向スコアの推定に用いた変数についてだけは，患者背景を類似させることができます。しかし未測定の変数については，傾向スコア・マッチングでは調整できないですよ。

研究者I すっかり勘違いしていました。では，今回の解析はダメということですね。せっかくここまで解析したのに，どうしようもないですか？

> 指導教員S　いくつか方法はありますが，今回は保険データベースを利用しているので，解析手法を従来の傾向スコア・マッチングから，高次元傾向スコア・マッチングに変更しましょう。
> 研究者I　「高次元」傾向スコア・マッチングですか？？？

1　傾向スコア分析

　本節では，まず傾向スコア分析の基本を簡単におさらいします。次節で紹介する「高次元傾向スコア」という傾向スコア分析の発展型を理解するための助けとなるポイントを紹介します。

(1) 傾向スコアとは

　2つの治療のどちらかを選択する場合，個々の患者が一方の治療を受ける傾向（propensity）をスコア化した値を，**傾向スコア（propensity score）**といいます。

　傾向スコアの推計には，一般的にロジスティック回帰を用います。治療Aを受けるかどうかを従属変数として，年齢・性別・既往歴などの変数を独立変数として回帰モデルに投入します。

　モデルに投入できる変数は，治療の割り当てよりも前（あるいは同時点）に決定している要因でなければなりません。治療の割り当ての後に起こった事象を，傾向スコアを計算するためのロジスティック回帰の独立変数に投入してはいけません。例えば，治療開始後に発生する合併症は独立変数としては不適切です。

　投入できる独立変数のタイプに制限はなく，連続変数でもカテゴリー変数でも構いません。投入できる独立変数の個数にも制限はありません。傾向スコアの計算は群間の背景因子の均一化だけが目的であって，傾向スコアを求

めるロジスティック回帰分析の各独立変数の回帰係数そのものには関心がありません。そのモデルから，各患者の治療 A を受ける確率が求められます。確率なので，傾向スコアは 0〜1 の間をとります。傾向スコアが 1 に近い患者ほど治療 A を受けやすい，とみなすことができます。

計算した傾向スコアが，2 つの治療をうまく識別できているかどうかの確認が必要です。**ROC**（receiver operating characteristic）**曲線**を描き，**曲線下面積**（area under the curve，AUC）を求めます。この AUC は，**c 統計量**（c-statistics）と呼ばれます。0.5≦c 統計量≦1.0 となります。c 統計量が 0.5 のときは識別力なし，1.0 のときは完全識別といいます。c 統計量が高すぎると，後述する傾向スコア・マッチングではマッチできるペアが少なくなってしまい，結果の一般化可能性は低下します。一方，c 統計量が低いと片方のグループのほぼ全例がマッチングの対象となり，通常の回帰分析とほぼ変わりない結果となり，わざわざ傾向スコア・マッチングを行う意義はあまりないでしょう。

(2) 傾向スコア・マッチング

傾向スコアを用いて 2 群間の治療効果を比較する方法には，**傾向スコア・マッチング**（propensity score matching），**逆確率による重み付け**（inverse probability of weighting，IPW）などがあります。

まずは，傾向スコア・マッチングのおさらいです。治療 A 群と B 群のそれぞれから，傾向スコアが近似している対象者を 1 : 1（または 1 : n）で抽出する**最近傍マッチング**（nearest neighbor matching）が最もよく用いられるマッチング方法です。

最近傍マッチングでは，ペアとして抽出される 2 人の傾向スコアの差の絶対値が，一定の**キャリパー**（caliper，閾値）の範囲内に収まるようにしなければなりません。キャリパーは全対象患者の傾向スコアの標準偏差の 0.2 倍に設定されることが多いようです。傾向スコア（PS）をロジット変換した値 ($\log \frac{PS}{1-PS}$) の標準偏差の 0.2 倍に設定されることもあります。2 群の患者

背景が均一化されているかについても調べるために、**標準化差（standardized difference）**を用います。標準化差 d は以下の式で計算できます。$d<0.1$ の場合、その変数については均一化されていると判断されます。

$$d = \frac{|p_A - p_B|}{\sqrt{\dfrac{p_A(1-p_A) + p_B(1-p_B)}{2}}}$$

$$d = \frac{|\bar{x}_A - \bar{x}_B|}{\sqrt{\dfrac{s_A^2 + s_B^2}{2}}}$$

p_A, p_B はそれぞれ治療 A 群、治療 B 群におけるカテゴリー変数の割合
$\bar{x}_A$, $\bar{x}_B$ はそれぞれ治療 A 群、治療 B 群における連続変数の平均値
s_A^2, s_B^2 はそれぞれ治療 A 群、治療 B 群における連続変数の分散
（＝標準偏差の 2 乗）

（3）逆確率による重み付け

逆確率による重み付けは、各患者が治療を受ける確率の逆数を用いて重み付けを行うことにより、治療 A 群と治療 B 群間で患者背景が均一化された集団を作成する手法です。マッチングと違って直感的には理解しにくく、臨床家にとってはあまり馴染みがないため、マッチングほどは利用されていません。

しかし、マッチングと併せて行い、両者の結果の方向性が一致することを確認することにより、分析結果の頑健性（robustness）を示すことができます。また、第 5 章で紹介する「周辺構造モデル」においても、傾向スコアの逆確率による重み付けが利用されます。

1）傾向スコア・マッチングとの違い

実際には治療 A を受けた患者が仮に治療 B を受けたと仮定した場合の、治

療AとBの効果の差を、「**治療群における平均処置効果（average treatment effect on the treated, ATT）**」といいます。傾向スコア・マッチングで推定している効果は、このATTです。

一方、実際には治療Aを受けた患者と実際には治療Bを受けた患者を合わせたすべての対象患者が治療Aを受けた場合と、同じすべての対象患者が治療Bを受けた場合の効果の差を、「**平均処置効果（average treatment effect, ATE）**」といいます。逆確率による重み付けを用いれば、ATEも推定できます。

2）重み付けの方法

確率による重み付けを用いてATEを推定するには、治療A群は傾向スコア（PS）の逆数（1/PS）、治療B群は1−PSの逆数［1/（1−PS）］により重み付けを行います。

ある患者の傾向スコア（治療Aを受ける確率）が0.8の場合、その患者が治療A群に属するならば重みは1/0.8＝1.25、治療B群に属するならば重みは1/（1−0.8）＝5となります。ある患者の傾向スコアが0.5の場合、その患者が治療A群に属するならば重みは1/0.5＝2、治療B群に属するならば重みは1/（1−0.5）＝2となります。

傾向スコアが0.8の患者は治療Aを受ける確率が高いので、そのような患者は治療A群に多く存在し、治療B群にはあまりいません。重みをかけることによって、傾向スコアが0.8の患者が治療A群にいた場合は1.25人いる扱いに、治療B群にいた場合は5人いる扱いになります。このような操作によって、治療A群と治療B群の仮想上の患者数は等しくなり、両群の患者背景も均一化されます。

（4）感度分析

傾向スコア分析はあくまで測定された交絡のみを調整しているにすぎません。**未測定交絡（unmeasured confounders）**によるバイアスには依然としてさらされています。この点に十分に注意を払う必要があるでしょう。未測定

交絡が効果の推計結果にどの程度影響を及ぼしうるかについて，**感度分析**（sensitivity analysis）が行われることがあります（第6章参照）。

2 高次元傾向スコア

(1) 高次元傾向スコアによる未測定交絡の調整

高次元傾向スコア（high-dimensional propensity score, hdPS）は，従来の傾向スコアを拡張した解析手法であり，2009年にSchneeweissらによって提唱されました[1]。

高次元傾向スコアが登場する状況は，近年隆盛しつつあるリアルワールドデータ（real world data, RWD）を用いた研究です（イントロダクション参照）。RWDのなかでも特に保険データベースには，診断・処方・処置などの膨大な履歴データが含まれます。これらを用いて圧倒的に多数の変数を作成し，機械的なアルゴリズムに従って，傾向スコアの計算に投入する変数を選択します。ある患者が特定の診断・処方・処置を受けるのは，何か理由があってのことです。その理由を単一の指標では表せません。膨大な診断・処方・処置データ自体を，「何かの理由」＝「未測定交絡」の代理変数とみなすことができるかもしれません。

例えば，ある疾患に対する治療Aのアウトカムを評価したい場合，年齢・body mass index（BMI）・糖尿病・activities of daily living（ADL）が交絡因子であることが知られているとします。あるRWDでは，治療Aの実施の有無とアウトカム，それに交絡因子のうち年齢・BMI・糖尿病の有無はデータがあります。しかし，ADLのデータが存在しないため，未測定交絡になっています（図1-1）。

しかし，ADLが低下している患者では，それを理由として，さまざまな病名・処方・処置の記録が存在する可能性があります。例えば，骨折の病名や整復固定術の施行，脳血管疾患の病名の存在，リハビリの実施などが履歴と

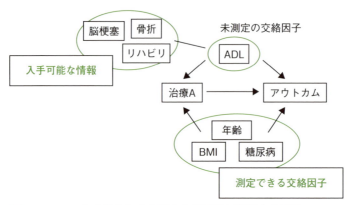

図 1-1　RWD から得られる未測定交絡因子に関連する因子

して記録されているかもしれません。このように，複数の入手可能な変数を可能な限り多く調整することで，間接的に ADL についても調整することが可能かもしれません。高次元傾向スコアは，このような考え方に基づいています。

　実際に，先行研究では，高次元傾向スコアが従来の傾向スコアと比較して，分析精度を向上させることが示されています。例えば，高次元傾向スコア解析で得られた効果量は，RCT で得られた効果量により近づいた結果であったという報告があります[1,2]。また，あるシミュレーション研究では，未測定交絡因子があると仮定したうえで高次元傾向スコア分析を行うと，効果量の推定値が従来の傾向スコア分析よりも期待値に近づいたと報告されています[3]。高次元傾向スコア分析を用いると，未測定の変数について 2 群でうまく均一化されたという研究もあります[4,5]。傾向スコアの推定モデルに投入する変数選択が恣意的ではないという点からも，解析の質は向上します。

　もちろん，高次元傾向スコアを用いたからといって，未測定交絡因子について完全に調整できたと言い切ることはできません。未測定交絡の調整については，本書で他の解析方法や研究デザインの紹介をしていますので，そちらもご参照ください。

表 1-1 高次元傾向スコアを作成する際の変数の選択手順

①次元の決定
②変数コードの抽出
③変数コードの出現回数の評価
④共変量のバイアス評価
⑤調整する変数の決定
⑥傾向スコアの推定

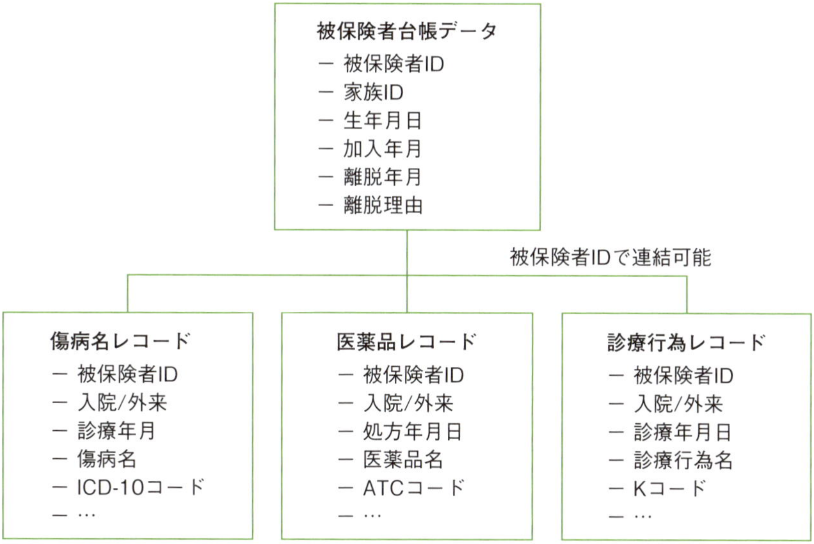

```
被保険者台帳データ
 − 被保険者ID
 − 家族ID
 − 生年月日
 − 加入年月
 − 離脱年月
 − 離脱理由
```

被保険者IDで連結可能

```
傷病名レコード
 − 被保険者ID
 − 入院/外来
 − 診療年月
 − 傷病名
 − ICD-10コード
 − …
```

```
医薬品レコード
 − 被保険者ID
 − 入院/外来
 − 処方年月日
 − 医薬品名
 − ATCコード
 − …
```

```
診療行為レコード
 − 被保険者ID
 − 入院/外来
 − 診療年月
 − 診療行為名
 − Kコード
 − …
```

図 1-2 JMDCデータベースの構造

(2) 高次元傾向スコアの作成方法

　高次元傾向スコアを用いている論文を読みこなすには，実際にどのような手順で高次元傾向スコアが作成されているかを読み解く必要があるでしょう。実際の手順は表 1-1 の通りです。

表1-2 傷病名レコードの例

被保険者ID	入院/外来	診療年月	傷病名	ICD-10 コード
A	外来	201501	高血圧症	I10.00
A	入院	201501	胃体部癌	C16.20
A	外来	201502	高血圧症	I10.00
A	外来	201503	高血圧症	I10.00
A	外来	201504	高血圧症	I10.00
A	外来	201505	高血圧症	I10.00
B	外来	201601	高血圧症	I10.00
B	外来	201602	高血圧症	I10.00
B	外来	201603	高血圧症	I10.00
C	外来	201203	2型糖尿病	E11.90
C	外来	201203	高血圧症	I10.00
D	外来	201502	高血圧症	I10.00
E	入院	201409	肺炎	J18.90
F	外来	201405	2型糖尿病	E11.90
G	入院	201603	心筋梗塞	I21.00
H	外来	201509	中耳炎	H66.00
I	外来	201611	2型糖尿病	E11.90
J	外来	201510	中耳炎	H66.00

　以下では，実際に筆者らがJMDCデータベースを使用して高次元傾向スコア分析を行った例に準じて解説します[6]。JMDCデータベースの構造を図1-2に示します。被保険者IDを共通キーとして，各レコードが別々のテーブルに格納されています。また表1-2から表1-4は各レコードの例です。

1) 次元の決定

　次元（dimension）とは，異なるデータの種類を指します。次元の決め方に特にルールはありません。JMDCデータは，傷病名レコード，診療行為レコード，医薬品レコードの3次元です。さらにそれぞれを入院・外来の2次元に分け，合計で6次元とみなすこともできます。

表 1-3　医薬品レコードの例

被保険者 ID	入院/外来	処方年月日	医薬品名	ATC コード	量
A	外来	20150124	アムロジピン錠 5 mg	C08CA01	14
A	外来	20150124	オルメテック OD 錠 5 mg	C09CA08	14
B	入院	20150130	ティーエスワン配合顆粒	L01BC53	7
…	…	…	…	…	…

表 1-4　診療行為レコードの例

被保険者 ID	入院/外来	診療年月日	診療行為名	診療報酬点数表コード
A	外来	20150124	再診料	A001
B	入院	20150130	胃切除術 悪性腫瘍	K6552
B	入院	20150130	閉鎖循環式全身麻酔	L008
…	…	…	…	…

2）変数コードの抽出

それぞれの次元ごとに変数コードをリストアップし，発生割合順に並び替えます。JMDC データベースでは，傷病名レコードは ICD-10（International Classification of Diseases, 10th Revision）コードで記載されます（表 1-2）。なお，ICD-10 コードとは，WHO が定めた国際疾病分類の第 10 版であり，世界的に使用されている病名分類コードです。A00.00～Z99.90 までのコードがそれぞれの傷病名に付与されて存在しています。

医薬品レコードは ATC（Anatomical Therapeutic Chemical Classification System）コードで記載されています（表 1-3）。ATC コードは，WHO が統括・管理している国際的な医薬品分類コードです。薬効・作用部位・化学的な特徴によって 5 段階のレベルで分類されています。

診療行為レコードは診療報酬点数表コードで記載されています（表 1-4）。診療報酬点数表コードは，A000 初診料～N007 病理判断料まで，それぞれの診療行為が対応しています。

それぞれの変数コードを発生割合順に並び替える際，桁数を選択する必要

があります．ICD-10 コードは I10.00 などのように 5 桁のコードで規定されており，桁数が多いほど細かい分類となります．細かすぎる桁数を選択すると，それぞれのコードの発生割合が減少してしまいます．ここでは，ICD-10 コードは上 3 桁，診療報酬点数表コードは上 4 桁，ATC コードは上 4 桁で定義することとします．

変数コードの発生割合は，それぞれのコードが基準期間中に対象患者の何％の患者に記録されているかで規定されます．基準期間は治療が決定した日より前の一定期間と定義され，一般的に 6 カ月間か 12 カ月間と定義されます．今回は 12 カ月間と定義しました．

なお発生割合が 50％を超える場合，100％からその割合を引いた割合に置き換えます（例えば発生割合が 70％の場合，30％に置換します）．そのうえで，それぞれの次元のなかで発生割合の高い順に並べ，上位 n 個を，共変量となる可能性がある変数として選択します．一般的に，n は 100〜200 の間で任意に選ばれます．

3）変数コードの出現回数の評価

基準期間のなかで，患者ごとに各変数コードが何回出現したかを数えます．例えば，表 1-2 のようなデータを 10 人分集計し，「I10 高血圧症」の出現回数で並び替えたものが表 1-5 です．続いて，変数コードが ①1 回以上出現しているか，②出現した患者の中央値よりも多い回数出現しているか，③出現した患者の 75 パーセンタイル値よりも多い回数出現しているか，のそれぞれにつき，0 か 1 の 2 値変数を患者ごとに作成します．表 1-5 では，病名が出現した 4 人の中央値は 2 回，75 パーセンタイル値は 4 回です．A さんは 3 変数すべて 1 ですが，B さんは 1，1，0 となります．

この工程を 1）で選択した次元数×2）で選択した変数 n 個に対して行います．次元数が 6，n が 200 の場合，患者ごとに作成される共変量の数は 6×200×3＝3600 個となります．

4）共変量のバイアス評価

3）で作成された共変量について，バイアスを生じている程度を評価しま

表1-5 患者ごとのコードの回数カウント

被保険者ID	I10の発生数	出現回数①*	出現回数②**	出現回数③***
A	5	1	1	1
B	3	1	1	0
C	1	1	0	0
D	1	1	0	0
E	0	0	0	0
F	0	0	0	0
G	0	0	0	0
H	0	0	0	0
I	0	0	0	0
J	0	0	0	0

*1回以上出現している
**出現した患者の中央値よりも多い回数出現している
***出現した患者の75パーセンタイル値よりも多い回数出現している

す。各々の共変量と治療およびアウトカムとの関連を考慮して，バイアスの程度を評価します。具体的には，以下の式を用いて multiplicative bias term（$Bias_M$）を計算し，その対数の絶対値を比較します。

$$Bias_M = \frac{P_{C1}(RR_{CD}-1)+1}{P_{C0}(RR_{CD}-1)+1}$$

※ P_{C1} と P_{C0} はそれぞれ，ある変数の治療群と対照群における割合
※ RR_{CD} はある変数とアウトカムについての未調整リスク比

表1-5の①〜③に対応する変数をI10_1〜I10_3とし，各患者の治療とアウトカム（死亡）を加えたものが表1-6です。

例えばI10_1については，治療およびアウトカムとの関係より $P_{C1}=3/5=60\%$，$P_{C0}=1/5=20\%$，$RR_{CD}=(2/4)/(2/6)=1.5$ であり，$Bias_M$ は1.18と計算できます。同様にI10_2，I10_3について評価を行い，3つの変数を比較すると表1-7のようになります。

表1-6 各患者の治療とアウトカム（死亡）

被保険者ID	I10_1	I10_2	I10_3	治療	死亡
A	1	1	1	1	1
B	1	1	0	0	0
C	1	0	0	1	1
D	1	0	0	1	0
E	0	0	0	0	0
F	0	0	0	1	0
G	0	0	0	0	1
H	0	0	0	0	0
I	0	0	0	0	0
J	0	0	0	0	0

表1-7 Multiplicative bias term（$Bias_M$）によるバイアス評価

変数名	P_{C1}	P_{C0}	RR_{CD}	$Bias_M$	$|\log(Bias_M)|$
I10_1	0.6	0.2	1.50	1.18	0.167
I10_2	0.2	0.2	1.33	1	0
I10_3	0.2	0	3.00	1.4	0.336

表1-7からこの3変数でバイアスが高い順はI10_3→I10_1→I10_2であることがわかります。

5）調整する変数の決定

4）で行ったバイアス評価の高い順に，上位k個の共変量を傾向スコア推定のための変数として選択します。kの設定については，Schneeweissらは500と設定しました。なお，アウトカムの発生率や治療の割合によりますが，$k=50$～300程度で傾向スコアの推定精度が安定するという報告もあります[7]。

傾向スコア推定を行う際には，k個の変数の他に，患者の背景因子（年齢，性別など）や既知の交絡因子を研究者の判断で追加しても構いません。

6）傾向スコアの推定

5）で決定した k 個の変数＋背景因子＋既存の交絡因子を用いて，多変量ロジスティック回帰によって傾向スコア推定を行います。これは従来の傾向スコア推定の方法と同じです。高次元傾向スコアを求めた後は，従来の傾向スコア分析と同様の解析手法を用いることができますが，これまでの研究ではマッチングが多く利用されています。

（3）高次元傾向スコアの実例

公表されている高次元傾向スコアを用いた研究の多くが薬剤疫学研究です。広く使用されている薬剤について，治療効果や有害事象の発生の差が小さい場合，ランダム化比較試験（RCT）を行うことができない場合などに高次元傾向スコアは有用です。ここでは，2つの例を挙げます。

> **研究例1** ベンゾジアゼピンと死亡率の関連

ベンゾジアゼピンの使用の有無によって，18歳以上の患者の死亡率が異なるかについて評価した研究です[8]。BMJ（British Medical Journal）に2017年に公表されました。

ベンゾジアゼピンは不安症や睡眠障害に対し広く使用されている薬剤ですが，全死因死亡率（all-cause mortality）を上昇させる可能性があるという先行研究があります。しかし，ベンゾジアゼピンの使用者と非使用者は患者背景が大きく異なり，また極めて多くの要因がベンゾジアゼピン使用や死亡に関連している可能性があります。先行研究では，それらを十分に調整できていませんでした。そこで，高次元傾向スコアを用いて2群の患者背景を均一化させ，全死因死亡率を比較しました。

Optum Clinformatics Datamartというアメリカの商用の保険データベースを用いた後向きコホート研究です。2004年～2013年にベンゾジアゼピンを14日以上使用した患者と使用していない患者で高次元傾向スコアを計算し1:1マッチングを行いました。$k=200$ の調整変数を選択し，さらに研究者が

独自に変数を追加して推定を行いました。マッチングにより約125万人のペアを解析対象としました。

　ベンゾジアゼピン使用群が初めてベンゾジアゼピンを使用した日から6カ月間を追跡期間として，死亡をメインのアウトカムとして生存時間分析を行いました。未調整の場合はベンゾジアゼピン使用群で死亡率が有意に高かった〔ハザード比：1.78，95％信頼区間（CI）：1.73-1.85〕ものの，高次元傾向スコア・マッチング後は2群で死亡率に有意差は認められませんでした（ハザード比：1.00，95％CI：0.96-1.04）。

　著者らは，ベンゾジアゼピン使用と死亡の関連はないか，あったとしても僅かであろうと結論づけています。

研究例2　妊娠後期のSSRI使用と新生児の肺高血圧症の関連

　選択的セロトニン再取り込み阻害薬（selective serotonin reuptake inhibitor, SSRI）の妊娠中の服用と，新生児の肺高血圧症の発症の関連を評価した研究です[9]。JAMA（Journal of the American Medical Association）に2015年に掲載されました。2006年，アメリカ食品医薬品局（Food and Drug Administration, FDA）は，妊娠20週以降の女性のSSRI服用が新生児の肺高血圧症を増加させるリスクがあるとして，妊娠中の女性に対するSSRIの処方への注意勧告を公表しました。新生児の肺高血圧症は10〜20％の致死率であり，生存したとしても重篤な肺疾患や神経系の発達の問題に直面することになります。重要な公衆衛生上の問題であるとして，大規模なRWDを使用した研究が行われました。

　本研究では，アメリカのMedicaidの保険データベースを用いています。2000年〜2010年に妊娠した女性約380万人を対象とし，うつ病と診断された患者のなかで，抗うつ薬（SSRIおよび非SSRI）の使用群と非使用群間で新生児肺高血圧症の発症割合を比較しました。このデータベースには，交絡因子となる可能性がある喫煙歴，妊娠中のBMI，糖尿病の重症度のデータがありません。そのため本研究では，高次元傾向スコアが用いられました。

交絡因子を未調整の場合，新生児肺高血圧症の発症は，抗うつ薬非使用群と比較して，SSRI群でオッズ比1.36（95％CI：1.18-1.57），非SSRI群で1.38（95％CI：1.06-1.81）となりました。従来の傾向スコア分析ではSSRI群で1.12（95％CI：0.95-1.31），非SSRI群で1.01（95％CI：0.76-1.35），高次元傾向スコア分析ではSSRI群で1.10（95％CI：0.94-1.29），非SSRI群で1.02（95％CI：0.77-1.35）となり，有意差はなくなりました。

　著者らは抗うつ薬の使用と肺高血圧症の関連については，交絡の調整レベルを増やすと関連性の強さは減少していることから，妊娠後期の抗うつ薬使用は新生児肺高血圧症を増加させる可能性はあるものの，そのリスクは小さなものであるだろうと結論づけています。

第1章のまとめ

- 傾向スコア分析には，傾向スコア・マッチング，逆確率による重み付けなどがある。
- 傾向スコア分析は未測定交絡を調整できない。
- 高次元傾向スコアは，主に保険データベースを用いた研究に利用される。
- 高次元傾向スコアは未測定交絡をある程度調整できる。

（石丸美穂，山名隼人）

> **Column** 統計家の困惑

　統計家と臨床研究者の間にはときに大きな認識の違いが存在し，その認識の違いはしばしば統計家を困惑させます。

　ここでは，統計家が臨床研究者から不適切な統計処理を頼まれる頻度や割合について報告した2018年の論文を紹介します[10]。著者らはアメリカ統計協会会員の522人に対してアンケートを実施し，18項目の不適切な統計処理について深刻性（0〜5点），および過去5年間に統計相談で実際に頼まれた回数の回答を得ました。明らかな不正であるデータの捏造や改ざんは「深刻性」が高得点であったものの，それらを依頼されたことのある統計家は10％未満でした（しかし，驚くべきことにそれぞれ2％と7％も存在していました）。半数以上の統計家が深刻な不適切行為と捉えている項目のなかで，20％以上の統計家が依頼された経験をもつ10項目を深刻度順に以下に示します。括弧内は依頼されたことがある統計家の割合です。

- 都合の悪いデータを解析から除外（24％）
- 解析結果に基づかない解釈（30％）
- 結果に影響を与えそうなデータの欠測を報告しない（24％）
- 仮定を無視した解析（29％）
- 結果を見てから副次的評価項目を主要評価項目に変更し，αエラーの制御をしない（20％）
- 結果をよく見せるために計測単位を変更する（21％）
- 結果を見てから検出力を変更（25％）
- 多すぎる事後解析でαエラーの制御をしない（48％）

　不適切な統計処理を依頼された統計家の割合には，臨床研究者の倫理観の欠落，あるいは臨床研究者の統計的知識不足による認識の違い，そのどちらがより影響しているのでしょうか。筆者の個人的な見解ですが，統計的な仮定やαエラーの制御の項目については，適切か判断するためにある程度の統計的知識が必要となります。そのような項目は，統計家に相談すれば「不適切である」という説明を得られます。しかし，自分で解析を行う際には上記の不適切行為を行っていないか，今一度確認した方がよいでしょう。

（大野幸子）

Reference

1) Schneeweiss S, Rassem JA, Glynn RJ, et al. High-dimensional propensity score adjustment in studies of treatment effects using health care claims data. Epidemiology 2009; 20: 512-22.[Erratum: Epidemiology 2018; 29: e63-e64.]
2) Garbe E, Kloss S, Suling M, et al. High-dimensional versus conventional propensity scores in a comparative effectiveness study of coxibs and reduced upper gastrointestinal complications. Eur J Clin Pharmacol 2013; 69: 549-57.
3) Franklin JM, Eddings W, Glynn RJ, et al. Regularized regression versus the high-dimensional propensity score for confounding adjustment in secondary database analyses. Am J Epidemiol 2015; 182: 651-9.
4) Guertin JR, Rahme E, LeLorier J. Performance of the high-dimensional propensity score in adjusting for unmeasured confounders. Eur J Clin Pharmacol 2016; 72: 1497-505.
5) Guertin JR, Rahme E, Dormuth CR, et al. Head to head comparison of the propensity score and the high-dimensional propensity score matching methods. BMC Med Res Methodol 2016; 16: 22.
6) Ishimaru M, Ono S, Matsui H, et al. Association between perioperative oral care and postoperative pneumonia after cancer resection: conventional versus high-dimensional propensity score matching analysis. Clin Oral Investig 2019; 23: 3581-8.
7) Rassen JA, Glynn RJ, Broolhart MA, et al. Covariate selection in high-dimensional propensity score analyses of treatment effects in small samples. Am J Epidemiol 2011; 173: 1404-13.
8) Patorno E, Glynn RJ, Levin R, et al. Benzodiazepines and risk of all cause mortality in adults: cohort study. BMJ 2017; 358: j2941.
9) Huybrechts KF, Bateman BT, Palmsten K, et al. Antidepressant use late in pregnancy and risk of persistent pulmonary hypertension of the newborn. JAMA 2015; 313: 2142-51.
10) Wang MQ, Yan AF, Katz RV. Researcher requests for inappropriate analysis and reporting: a U.S. Survey of consulting biostatisticians. Ann Intern Med 2018; 169: 554-8.

第2章

操作変数法
— 究極の擬似ランダム化？

A医師：冠動脈形成術の効果についての論文を読んでいるのですが，3つの統計解析を行っています．多変量ロジスティック回帰，傾向スコア分析までは理解できるのですが，最後のinstrumental variable analysisという解析方法がよくわかりません．傾向スコア分析を行えば，ランダム化比較試験のような状態を作り出せるのに，さらに別の方法が必要なのですか？

Y教授：Instrumental variable analysisは，日本語では操作変数法といわれます．近年，臨床研究でも利用されることが増えています．傾向スコア分析は，ある条件が満たされれば，ランダム化比較試験のような状態を作り出すことができます．どのような条件かわかりますか？

A医師：……いや，ちょっと不勉強なもので．

Y教授：未測定交絡が存在しないことです．未測定交絡が存在する場合，傾向スコア分析は誤った結果を導く可能性があるので，注意が必要です．そこで，操作変数法の出番です．操作変数法は，理論的には，未測定交絡も調整できる方法です．ただ，その理論がややわかりにくいです．また，操作変数法も決して万能ではありません．操作変数法の利点と欠点をよく理解する必要があります．

1　操作変数法とは

　傾向スコア分析では未測定交絡を調整できません．**操作変数法**（instrumental variable analysis）は理論上，測定された交絡だけでなく未測定交絡も調

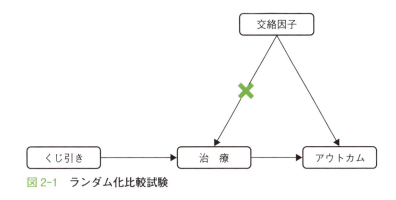

図2-1 ランダム化比較試験

整可能であり,傾向スコア分析の限界を超える解析手法です。しかし,操作変数法も万能ではなく,限界もあります。この点をよく理解したうえで,使用できる場合には使用するとよいでしょう。

操作変数法は,もともと経済学の領域でよく利用されてきた手法です。近年は臨床研究にも応用されています。ランダム化比較試験(RCT)では,くじ引きの原理で治療を割り当てます(図2-1)。交絡因子から治療に向かう矢印は理論上存在しません。

ランダム化比較試験の「くじ引き」は,以下の3つの条件を満たします。
①くじ引きは治療の割り当てと関連がある
②くじ引きはアウトカムに直接関連しない(治療を介してのみアウトカムと関連がある)
③くじ引きは交絡因子とは関連がない

観察研究では,すでに患者は治療を実施済みであり,改めてくじ引きでランダム化して治療を割り当てることはできません。そこで,すでに存在するデータから,上記のくじ引きの3条件を満たす別の変数を新たに見つけ出してきます。この変数を操作変数と呼びます[1]。

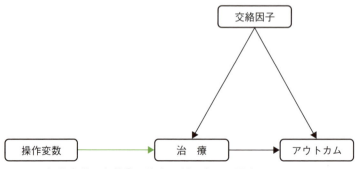

図2-2　操作変数の条件①：治療の割り当てと関連がある

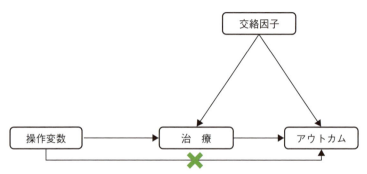

図2-3　操作変数の条件②：アウトカムに関連しない（治療を介してのみ関連がある）

①操作変数は治療の割り当てと関連がある（図2-2）
②操作変数はアウトカムに直接関連しない（治療を介してのみアウトカムと関連がある）（図2-3）
③操作変数は交絡因子とは関連がない（図2-4）

　操作変数はランダム化比較試験の「くじ引き」に似ています。この操作変数を使った「擬似ランダム化（pseudo-randomization）」が可能になります。具体的な方法を次項に記します。

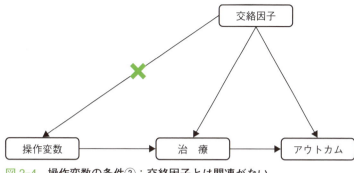

図 2-4　操作変数の条件③：交絡因子とは関連がない

2　操作変数法を用いた擬似ランダム化

　操作変数を用いた擬似ランダム化にはいくつかの方法があります[2]。臨床系の論文でよく使用されている2つの方法を紹介します。

(1) Two-stage least square

　Two-stage least square（2SLS，2段階最小二乗法）は操作変数法の代表的な解析方法です。2SLSは主にアウトカムが連続変数の場合に用いられます。手順は以下の通りです。

(i) 2つの治療（AまたはB）のアウトカムを比較する場合，治療Aを1，治療Bを0とする2値変数を従属変数として，操作変数と患者背景因子を独立変数に投入した線形回帰を実施します。

(ii) 1段階目の線形回帰で得られた操作変数や患者背景因子の係数をもとに，各患者が治療Aを受ける確率を求めます。

(iii) 患者背景因子や治療Aを受ける確率を独立変数，アウトカムを従属変数とする線形回帰を実施します。

　各患者が治療Aを実際に受けたかどうかではなく，「治療Aを受ける確率」

を独立変数に投入します。「治療Aを受ける確率」は0から1の間の連続変数であり，それを回帰分析の独立変数に投入した場合の係数の値は，「治療Aを受ける確率ゼロ」の患者を対照とした，「治療Aを受ける確率1」の患者におけるアウトカムの差分を表します。

(2) Two-stage residual inclusion

Two-stage residual inclusion（2SRI）は2SLSと異なり，アウトカムが2値変数であるときに適用されます[3]。2SRIも2SLSと同様に2段階で回帰分析を行います。2SLSでは2段階目で治療Aを受ける確率を用いるのに対し，2SRIでは治療Aを受ける確率と実際に治療Aを受けたかどうか（0または1）の差（残差）を用います。

(i) 2つの治療（AまたはB）のアウトカムを比較する場合，治療Aを1，治療Bを0とする2値変数を従属変数として，操作変数や患者背景因子を独立変数に投入したロジスティック回帰を実施します。
(ii) 各患者が治療Aを受ける確率と実際の値（Aならば1，Bならば0）の差を求めます。
(iii) 患者背景因子や治療Aを受ける確率と実際の値の差を独立変数，アウトカムを従属変数とするロジスティック回帰を実施します。

3　操作変数の種類

操作変数は上記の条件①～③を満たしていれば，どのような変数でもよいとされています。臨床研究では以下のような操作変数がよく用いられます。

1）医師別・施設別・地域別の治療の実施割合[4]

心筋梗塞に対する冠動脈形成術と保存的治療の間で死亡率を比較した先行研究[4]では，傾向スコア・マッチングと操作変数法の両方が実施されました。操作変数として「地域別の心臓カテーテル検査の実施割合」が用いられました。

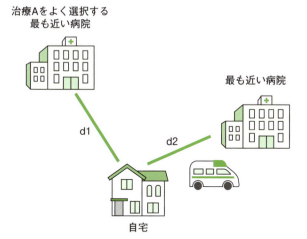

d1＝自宅から治療Aをよく選択する最も近い病院までの距離
d2＝自宅から最も近い病院までの距離
differential distance（DD）＝d1－d2

図 2-5　differential distance

2）患者の自宅から医療機関までの距離[5]

　患者の自宅から治療Aをよく選択する最も近い病院までの距離（d1）と，患者の自宅から最も近い病院までの距離（d2）の差（d1－d2）を"differential distance（DD）"と定義します（図2-5）。

　治療Aをよく選択する最も近い病院と，自宅から最も近い病院が一致する場合はDD＝0となります。DDが0に近づくほど治療Aを受けやすく，DDが大きくなればなるほど治療Aを受けにくくなります。このことより，DDは操作変数としての条件①を満たします。DDはアウトカムや背景因子に影響しないので，条件②③が満たされ，操作変数として成り立つことがわかります。

　なお，同じ「距離」であっても，「自宅から搬送された病院までの距離」は操作変数としては不適切です。治療の割り当てと関連があるかもしれませんが，搬送時間が長いことはアウトカムに直接関連してしまうからです。

3）入院した日の曜日[6]

入院した日の曜日も操作変数として使用されます．例えば，休日入院を操作変数とします．休日は医療スタッフが少なく，平日に行える緊急治療が休日ではできない可能性が高くなります．休日入院と緊急治療は関連を認めるため，条件①を満たします．休日入院は患者の背景因子とは関係がなく，曜日そのものがアウトカムに直接は影響を与えないため，条件②③を満たし操作変数として成り立つことがわかります．

4　操作変数法の3条件の検証方法

ここでもう一度，操作変数法の3条件を見てみましょう．
①操作変数は治療の割り当てと関連がある
②操作変数はアウトカムに直接関連しない（治療を介してのみアウトカムと関連がある）
③操作変数は交絡因子とは関連がない

これらを満たしているかどうか，定量的に検証する方法を紹介します．

条件①については，F値を用いて，操作変数と治療割り当ての関連を評価します．F値は，治療選択を従属変数，操作変数や共変量を説明変数とした多変量解析において，操作変数がどれだけ治療選択を説明しているかを示す値です．F値>10の場合，操作変数は治療選択と強い相関があるとされます．一方で，F値≦10の場合は治療選択との関連が弱い操作変数（weak instrumental variable）とされ，これを用いると誤った結果を導く可能性があります[7]．

条件③は，操作変数を満たすグループとそうでないグループ間で，背景因子にバランスが取れているかどうかを調べることにより，明らかにできます．バランスが取れているかどうかは，標準化差（standardized difference）を用います．標準化差<0.1の場合はバランスが取れていると判断されます（第1章参照）．

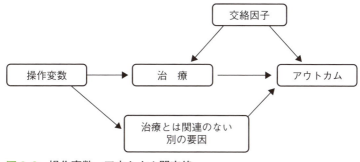

図2-6 操作変数―アウトカム間交絡

条件②は定量化できません。臨床的な側面で考慮すれば，おそらく成り立つであろうと判断するにとどまります。

治療とは関連のない別の要因があって，操作変数からこの要因を介してアウトカムに向かう経路があることを，操作変数―アウトカム間交絡（IV-outcome confounder）といいます（図2-6）。この経路が存在すると，操作変数とアウトカムは直接無関係という前提は否定されます。

5 操作変数法のその他の留意点

(1) 単調性

患者がたまたま「カテーテル検査の実施割合」の高い地域に住んでいると，冠動脈形成術を受ける確率が高くなります。また「カテーテル検査の実施割合」の低い地域に住んでいると，冠動脈形成術を受ける確率が低くなります。

「カテーテル検査の実施割合」の高い地域・低い地域どちらに住んでいても必ず冠動脈形成術を受ける患者をalways-takerと呼びます。「カテーテル検査の実施割合」の高い地域・低い地域どちらに住んでいても必ず冠動脈形成術を受けない患者をnever-takerと呼びます。

「カテーテル検査の実施割合」の高い地域に住んでいれば冠動脈形成術を受

表 2-1　always-taker, never-taker, complier, defier

		「カテーテル検査の実施割合」の低い地域で，	
		冠動脈形成術を受ける	保存的治療を受ける
「カテーテル検査の実施割合」の高い地域で，	冠動脈形成術を受ける	always-taker	complier
	保存的治療を受ける	defier	never-taker

け，低い地域に住んでいれば冠動脈形成術を受けない患者は complier と呼びます。「カテーテル検査の実施割合」の高い地域に住んでいれば冠動脈形成術を受けず，低い地域に住んでいれば冠動脈形成術を受けるという，矛盾した選択を取る患者（defier）は，あまりいないと考えられます。

　操作変数法による解析対象は complier のみです。操作変数法では，defier は存在しないという仮定をおく必要があります。このことを単調性（monotonicity）といいます[8]。また操作変数法では，always-taker と never-taker も解析の対象になりません。したがって，操作変数法は母集団全体の平均的な効果を推定しているのでなく，complier という部分的な集団の平均的な効果（complier average treatment effect，CATE）を推定していることになり，結果を解釈する際には注意が必要です。表 2-1 の例では，「もしカテーテル検査の割合が高い地域に住んでいたら冠動脈形成術を受けるが，もしカテーテル検査の割合が低い地域に住んでいたら冠動脈形成術を受けないような患者」において治療を変えた際の効果を推定していることになります。

（2）2つ以上の操作変数を併用する場合

　推計したい治療の効果1つに対して，2つ以上の操作変数を併用することもできます。操作変数が2つ以上発見できた場合，操作変数の条件①の基準である F 値が，操作変数が1つの場合より高くなり，より正確な治療効果の推計を行うことができます。

　2つ以上の操作変数を分析に組み入れる場合，各操作変数は互いに「内生

変数」ではない，という仮定を満たす必要があります．内生変数とは，説明変数でありながら，別の説明変数で説明されてしまう（説明変数なのに被説明変数としての要素もある）変数です．操作変数が内生変数であると，操作変数の満たすべき条件②③を満たさないことになります．

過剰識別制約検定を用いて，「すべての操作変数が内生変数ではない」という帰無仮説を検定することができます[9]．「すべての操作変数が内生変数ではない」ことがわかれば，より高い確度をもって治療効果を推計できます．

臨床研究における操作変数法では2つ以上の操作変数を用いている研究は，現在のところほとんどありません．しかし，経済学の領域ではよく見かけるので，今後は臨床研究でも用いられる可能性はあるでしょう．

6 操作変数法の限界

操作変数法は，経済学の領域では1990年代初めから普及している歴史のある統計手法です．しかし臨床研究の分野ではまだまだ知名度は低いといえるでしょう．

操作変数法は理論上，未測定交絡を調整できるという点で非常に魅力的です．しかし，前掲の3条件をすべて完全に満たす操作変数はこれまであまり発見されていません．適切な操作変数を見つけること自体が難しく，それこそが操作変数法の最大の弱点といえるでしょう．弱い操作変数を用いると誤った結果を導いてしまいます．また，上記の条件②が確実に成立していることを証明する手立てがないことも，操作変数法の欠点です．

観察データを用いた治療効果比較研究において，未測定交絡の存在が否定できない場合，傾向スコア分析を実施したうえで，可能ならば操作変数法を併用し，結果が同じ方向性であることを確認することにより，結果の頑健性（robustness）を示すことができます．しかし，傾向スコア分析と操作変数法の両方を行った研究を集めた系統的レビューで，約半分が傾向スコア分析と操作変数法の結果が異なるという報告もあります[10]．

7 操作変数法を用いた研究例

研究例 1 早期腎がんに対する腎部分切除と腎全摘

　腎がんの治療は，腎全摘術が長年にわたり標準治療とされてきました。しかし最近では，早期腎がんに対する部分切除もよく行われるようになっています。早期腎がんに対する部分切除と全摘のアウトカムを比較した先行研究はいくつかあるものの，症例数が少ないなど，一般化可能性が低いといえます。

　本研究では，多数の症例を対象とし，操作変数法を用いて，早期腎がんに対する部分切除と全摘のアウトカムを比較しました[11]。操作変数には，differential distance（DD）が用いられました。DDの定義は以下の通りです。

- d_1 =「患者の住所と，部分切除を行う最も近い医師の距離」
- d_2 =「患者の住所と，腎がんの手術（全摘または部分切除）を行う最も近い医師の距離」
- $DD = d_1 - d_2$

　操作変数は 4 つのカテゴリーに分けられました。DD が 0 の患者群をまず分け，残りの患者については各群の患者数が均等（3 等分）になるように DD のカットオフポイントを決めました。DD が部分切除を受けることに関連しているかどうか，F 値を用いて調べられました。操作変数の 4 カテゴリーに基づいて分けられた 4 群間で，交絡因子のバランスが取れているかも調べられました。アウトカムの推計には，two-stage residual inclusion（2SRI）を用いた生存時間解析が行われました。

　7,138 名の患者が対象となり，そのうち 1,925 名が部分切除，5,213 名が全摘を受けていました。部分切除群の方が若年で，男性が多く，社会的の経済的地位が高い人が多くいました。中央値 62 カ月フォローアップしている間に，部分切除群では 487 名（25.3％），全摘群では 2,164 名（41.5％）が死亡しま

した。

DDは治療と強く関連していました（F値＝97.3）。2SRIを用いた生存時間解析では部分切除群の方が有意に死亡が少ないという結果でした〔調整済みハザード比：0.54，95％信頼区間（CI）：0.34-0.85〕。

研究例2　大腿骨頸部骨折の手術のタイミング

大腿骨頸部骨折の診療ガイドラインでは，早期手術を推奨しています。早期手術と晩期手術のアウトカムを比較した研究はいくつかありますが，そのなかで，操作変数法を用いた日本の研究を紹介します[12]。DPCデータベースを用いて，65歳以上で大腿骨頸部骨折の手術を受けた患者を対象としました。

入院2日以内の手術を早期手術，入院3日目以降の手術を晩期手術と定義しました。アウトカム指標は，30日以内の死亡，術後肺炎，肺塞栓，褥瘡，在院日数，医療費としました。

操作変数として，「金曜日入院」と「早期手術を行いやすい病院と自宅の距離（d1）と晩期手術を行いやすい病院と自宅の距離（d2）の差（d1－d2）」（differential distance, DD）の2つの変数を使用しました。なお，早期手術実施率が29％（中央値）以上の病院を「早期手術を行いやすい病院」，それ未満を「晩期手術を行いやすい病院」と定義しました。

金曜日入院が操作変数として成り立つ理由を説明しましょう。土日に手術が行われることは少ないため，他の日の入院と比較して，入院3日目以降に手術を受ける（晩期手術）可能性が高くなるからです。

また，大腿骨頸部骨折の患者は近くの病院に搬送される可能性が高いので，自宅が早期手術を行いやすい病院に相対的に近い患者（DDが小さい）は早期手術を受けやすく，晩期手術を行いやすい病院に相対的に近い患者（DDが大きい）は晩期手術を受けやすくなります。そのため，DDと早期手術は関連しています。

操作変数と早期手術の関連の強さをF値で評価しました。操作変数で分けた2群の交絡因子のバランスも調べました。操作変数を2つ以上使用してい

るため，過剰識別制約検定も行いました．

　対象患者は208,936名，そのうち早期手術群が47,073名，晩期手術群が161,863名でした．未調整の解析では30日死亡が早期手術群で有意に高く，術後肺炎（1.2％ vs. 1.8％，P＜0.001），肺塞栓（0.36％ vs. 0.44％，P＝0.017），褥瘡（1.0％ vs. 1.6％，P＜0.001），在院日数（29.9日 vs. 39.8日，P＜0.001），医療費（14,306米ドル vs. 17,318米ドル，P＜0.001）は早期手術群の方が有意に低い結果でした．

　操作変数2つの合計のF値は2,473であり，10を超えているので，操作変数と治療選択は強い関連があります．

　2SRIによる解析では，30日死亡（オッズ比：0.93，95％CI：0.48-1.81，P＝0.840），肺塞栓（オッズ比：1.62，95％CI：0.58-4.52，P＝0.357）は両群間で有意差を認めませんでした．肺炎（オッズ比：0.42，95％CI：0.25-0.69，P＝0.001），褥瘡（オッズ比：0.56，95％CI：0.33-0.96，P＝0.035），在院日数（変化率－30.6％，95％CI：－32.9－－28.3，P＜0.001），医療費（変化率：－16.6％，95％CI：－18.0－－15.1，P＜0.001）は早期手術群の方が有意に低い結果でした．

第2章のまとめ

- 操作変数法は理論上，未測定交絡も調整可能である。
- 操作変数は，①治療の割り当てと関連がある，②アウトカムに直接関連しない（治療を介してのみアウトカムと関連がある），③交絡因子とは関連がない，という条件を満たさなければならない。
- 解析の方法には，two-stage least square（2SLS）と two-stage residual inclusion（2SRI）がある。
- 臨床研究でよく用いられる操作変数には，①医師別・施設別・地域別の治療の実施割合，②患者の自宅から医療機関までの距離，③入院の曜日，などがある。
- 操作変数法の解析対象は complier のみであり，defier は存在しないと仮定する（単調性）。
- 適切な操作変数を見つけること自体が難しく，それが操作変数法の最大の弱点である。

（麻生将太郎，山名隼人）

> Column　発生件数だけでオッズ比を導出する

　BMJ（British Medical Journal）の 2017 年のクリスマス特集号に，「満月とバイクの死亡事故の関係」というタイトルの論文が発表されました[13]。アメリカの交通事故の死亡統計を用いて，満月の 7 日前と 7 日後の夜を対照として，満月の夜とバイクの死亡事故の発生率を調べた研究です。満月の夜が 494 夜で死亡者が 4,494 人，対照の夜は 988 夜で死亡者が 8,535 人であり，オッズ比は 1.05，95％CI：1.02-1.09 という結果で，満月の夜にはバイク事故が有意に増えるという結論でした。オッズ比は，以下の表から ad/bc と表せます。

　この研究で用いたデータは，交通事故の死亡統計で，死亡した個票は存在しますが，発生した母集団の数（非事故の数）はわかりません。つまり，交通事故の死亡統計だけでは c，d はわかりません。

	満月	対照
事故	a	b
非事故	c	d

　では，どのようにオッズ比を計算したのでしょうか。ポイントは国の統計を用いているということです。つまり，母集団は国民ですから，アメリカ合衆国の人口（約 3 億人）が母集団の数となります[14]。

　標準誤差は $\sqrt{1/a+1/b+1/c+1/d}$ と表すことができます。c と d は非常に大きい値なので，1/c，1/d はほぼ 0 に等しいとみなせます。つまり標準誤差は $\sqrt{1/a+1/b}$ となります。95％信頼区間も求めることができます。

　上記の論文の例で，実際に計算してみましょう。

- a＝4494，b＝8535，c＝3 億×494，d＝3 億×988
- オッズ比＝（4494×3 億×988）／（8535×3 億×494）＝1.05
- 標準誤差 $\simeq \sqrt{1/4494+1/8535}$ ＝1.84×10^{-2} となります。

　余談ですが，筆者は当初，論文を読んでもこの導出方法がよくわかりませんでした。返事を期待せずに，この論文の著者にメールで尋ねました。予想外にも翌日に返信があり，導出方法だけでなく，参考になる論文まで添付してくれました。さらに，いつでもメールで質問してほしいと，書いてくれていました。この論文の著者は，共著も含めて 250 本以上の論文に名を連ねる研

究者で，おそらく多忙な人であると予想されます．彼の斬新なアイデア以上に，名前も知らない研究者からの問い合わせにも丁寧に答える真摯な態度を，ぜひ見習いたいと思いました．

（麻生将太郎）

Reference

1) Greenland S. An introduction to instrumental variables for epidemiologists. Int J Epidemiol 2000; 29: 722-9.
2) Uddin MJ, Groenwold RH, Ton de Boer, et al. Instrumental variable analysis in epidemiologic studies: an overview of the estimation methods. Pharm Anal Acta 2015; 6: 1000353.
3) Terza JV, Basu A, Rathouz PJ. Two-stage residual inclusion estimation: addressing endogeneity in health econometric modeling. J Health Econ 2008; 27: 531-43.
4) Stukel TA, Fisher ES, Wennberg DE, et al. Analysis of Observational Studies in the Presence of Treatment Selection Bias: effects of invasive cardiac management on AMI survival using propensity score and instrument variable methods. JAMA 2007; 297: 278-85.
5) Wang NE, Saynina O, Vogel LD, et al. The effect of trauma center care on pediatric injury mortality in California, 1999 to 2011. J Trauma Acute Care Surg 2013; 75: 704-16.
6) Hollingsworth JM, Norton EC, Kaufman SR, et al. Medical expulsive therapy versus early endoscopic stone removal for acute renal colic: an instrumental variable analysis. J Urol 2013; 190: 882-7.
7) Staiger D, Stock JH. Instrumental variables regression with weak instruments. Econometrica. 1997; 65: 557-86.
8) Hernán MA, Robins JM. Instruments for causal inference: an epidemiologist's dream? Epidemiology 2006; 17: 360-72.
9) Baum CF. An introduction to modern econometrics using Stata. Stata Press, College Station, TX, 2006.
10) Laborde-Castérot H, Agrinier N, Thilly N. Performing both propensity score and instrumental variable analyses in observational studies often leads to discrepant results: a systematic review. J Clin Epidemiol 2015; 68: 1232-40.
11) Tan H-J, Norton EC, Ye Z, et al. Long-term survival following partial vs radical nephrectomy among older patients with early-stage kidney cancer. JAMA 2012; 307: 1629-35.

12) Sasabuchi Y, Matsui H, Lefor AK, et al. Timing of surgery for hip fractures in the elderly: a retrospective cohort study. Injury 2018; 49: 1848-54.
13) Redelmeier DA, Shafir E. The full moon and motorcycle related mortality: population based double control study. BMJ 2017; 359: j5367.
14) Redelmeier DA, Yarnell CJ. Can tax deadlines cause fatal mistakes? Chance 2013; 26: 8-14.

第3章

不連続回帰デザイン
— HPV ワクチンで無防備な性交が増える？

　大学院生K：先日，統計学の試験の点数が59点で，合格点の60点に達していなくて，補講を受ける羽目になりました。だけど，補講って意味がありますかね？

　統計オタクの先輩H：統計学の補講を受けることで統計学の成績が上がるかどうかを，統計学的に検討してみるとしよう。

大学院生K はあ。

先輩H 補講を受けた人全体と受けなかった人全体の次のテストの点数を比較してもしょうがない。なぜなら，補講を受けた人はもともと成績が悪かったわけだよね？

大学院生K 確かに，僕が毎回受ける補講では，周りがいつも同じ顔ぶれです。

先輩H 君は少し真面目に勉強した方がよさそうだね。それはともかくとして，試験の結果が59点の人と60点の人を集めてくると，補講を受けたか受けていないかだけが違うよく似た2つの集団になるのは直感的にわかるかな？

大学院生K 59点の学生と60点の学生の学力はそんなに違わない，というか，ほとんど同じ。だけど僕のように59点の学生は，合格点にわずか1点足りなかったせいで補講を受ける羽目に。60点の学生は補講を受けなくてよい。

先輩H そういうことだね。この2つの集団のなかでは，合格点に達したか1点足りずに不合格だったかは全くの偶然といってよい。つまり，補講を受けるかどうかはランダムに割り当てられたものに近いといえる。だから，59点の人と60点の人を集めてきてその後の成績を比べれば補講の効果がわかるわけだ。

大学院生K なるほど。

> 先輩H　実は，このような方法を「不連続回帰デザイン」というんだ。
> 大学院生K　「不連続回帰デザイン」??　初耳です。

1　不連続回帰デザインとは

　医師は日常診療においてしばしばある基準値をもとに特定の治療を行うかどうか判断しています。例えば，収縮期血圧が140 mmHg以上ならば降圧薬の投与を考慮する，などです。ところが，血圧値は連続変数です。収縮期血圧の140 mmHgは便宜的な閾値（カットオフポイント）にすぎません。この値より低ければ高血圧の合併症は起こらず，高ければ必ず合併症が起こる，といったことはありません。収縮期血圧がちょうど139 mmHgの患者と，ちょうど140 mmHgの患者の間に，高血圧の合併症が起こるリスクにほとんど差はないでしょう。にもかかわらず，139 mmHgの患者には降圧薬は処方されず，140 mmHgの患者には処方されることがあります。

　このような状況において，降圧薬の効果を判定するための分析手法とし

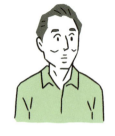
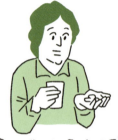

て，**不連続回帰デザイン**（regression discontinuity design, RDD）が利用可能です。

ここで，ある一時点の収縮期血圧が139 mmHgであったため降圧薬治療を開始されなかった患者群と，140 mmHgであったために降圧薬治療を開始された患者群のデータを収集できたと仮定します（140 mmHg以上の患者で治療が開始されなかった人や139 mmHg以下で治療を開始した人がいる場合の方法は後述します）。どちらの患者群もベースラインの収縮期血圧は140 mmHgの周辺にあり，測定時に血圧が139 mmHgであったか140 mmHgであったかはほぼ偶然によるものと考えられます。これらの患者群のなかで，降圧薬を開始するかしないかという割り当てはほぼ偶然に依拠している，つまり，あたかもランダムに割り付けられているのと同じ状況とみなすことができます。両群を追跡し，アウトカム（例えば脳卒中を起こすなど）を比較すれば，降圧薬の効果を推定することができます。

上記の例のように，連続変数で示される検査値に正常と異常を分ける閾値が設定されている場合，治療の割り当てに関わる連続変数を割り当て変数といいます。この割り当て変数の閾値近傍の患者を多数集め，閾値以上と閾値未満の2群間でアウトカムを比較する手法がRDDです[1]。ポイントは，閾値から非常に近い両側の患者を集めてくることです。閾値からあまりに離れている患者も対象に組み入れてしまうと，妥当な比較ができなくなってしまいます。例えば，収縮期血圧が120 mmHgの患者と160 mmHgの患者を比較しても，降圧薬の効果を正しく推計できません。

RDDは，1960年に教育心理学の分野で初めて利用された手法です[2]。1990年代以降，経済学の分野でも広く利用されています。一方，医学研究でのRDDの利用例はまだ少ないといえるでしょう。しかしながら，「連続変数で示される検査値に正常と異常を分ける閾値が設定されている」という状況は，日常臨床でよく見受けられます。臨床研究の分野において，RDDを利用できる可能性はもっとあるのではないかと考えられます。

2　不連続回帰デザインによる医療政策の影響評価

　RDD は医療政策の影響評価にも利用できます[3]。例えば，ある国で，ある年のある月から，あるワクチン接種を，国による勧奨接種から個人による任意接種に変更したとします。このワクチンは小児が対象であり，接種対象年齢が限定されているとします。この政策変更の影響を評価する研究のデザインを検討してみましょう。

　勧奨接種が中止される前に接種対象年齢であった小児の多くがワクチン接種を受けました。しかし勧奨接種から任意接種に変更されると，それ以降に接種対象年齢となった小児の多くは，ワクチン接種を受けませんでした。つまり，小児の生年月によってワクチン接種を受ける確率が異なることになります。ある基準月を境に，それ以前に生まれた小児はワクチン接種を受け，それ以降に生まれた小児はワクチン接種を受けない，という状況が起こりえます。このとき，基準月の前に生まれたのか後に生まれたのかは偶然によるものです。このような場合，RDD を利用できます。基準月に近い生年月の小児のデータを集めて，基準月前後で 2 群に分け，アウトカム（ここではワクチンによって避けられる感染症など）を比較することで，ワクチン勧奨接種中止という政策の影響を評価することができます。

3　不連続回帰デザインが成立するための前提条件

　RDD の割り当て変数とアウトカムの関係を図 3-1 に示します。実際に介入の効果があった場合，割り当て変数が閾値を超えたところで突然アウトカムの値に不連続な変化（ジャンプ）を認めます。このアウトカムの変化分が治療や政策といった介入の効果に相当します。

　因果効果を推定するという点において，RDD は他の方法と比較して有利です。例えば，傾向スコア分析では未測定交絡がないという非常に強い前提

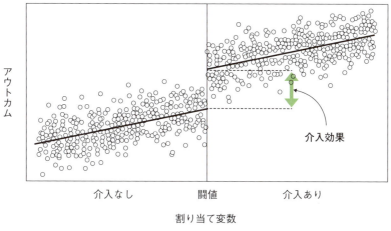

図 3-1 不連続回帰デザインにおける割り当て変数とアウトカムの関係

条件を置く必要があります。しかし，未測定交絡が全くないというのは考えにくいでしょう。RDD はそのような強い前提条件を置く必要はありません。RDD では以下の3つの前提条件が必要となります[3-5]。

1）割り当てのルールと閾値がわかっている

　割り当て変数が閾値を超えると（下回ると）介入するというルールと，閾値がいくつなのかが明確である必要があります。例えば「血圧が 140 mmHg 以上で治療介入を開始する」というルールと閾値が明確である必要があります。個人によって介入する値が異なる場合，RDD は利用できません。

2）介入前に割り当て変数を操作できない

　介入を受けるかどうかによって介入前の割り当て変数が影響を受けてはいけません。例えば，特定健診での腹囲の結果をもとに保健指導を行うことの効果を推定したい場合を考えてみましょう。保健指導を受けたくない人は腹囲の測定の際にお腹を引っ込めて測定することができます。割り当て変数が操作できるような場合，RDD では正しい治療効果を推定できません。介入前の割り当て変数のヒストグラムをみれば割り当て変数が操作されているかどうかがわかります。閾値前後で人数の急な増減があれば，介入前の割り当て

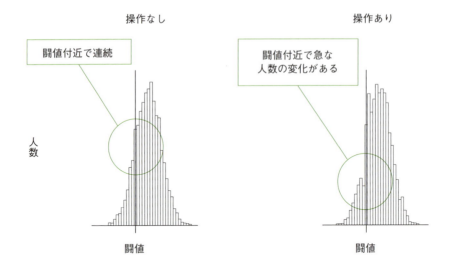

図 3-2　割り当て変数の連続性の確認

変数が操作されていると考えられます（図 3-2）。

3）閾値付近で介入以外の要因はすべて連続的な変化である

　例えば血圧が 140 mmHg を超えた場合に，降圧治療と同時に高脂血症や糖尿病の治療も開始する場合を考えてみましょう。このような状況では，たとえ降圧治療を行わなかったとしても，高脂血症や糖尿病の治療によってアウトカムに変化がみられるかもしれません。この場合，降圧治療の効果をみているのか，高脂血症や糖尿病治療の効果をみているのかわからなくなってしまいます。そこで，効果を推定しようとしている介入以外の要因に関しても図 3-2 と同様にヒストグラムで連続性を確認します。何らかの要因で不連続性があれば，介入効果を正しく推定できていない可能性があります。

4 不連続回帰デザインにおける治療効果の推定

(1) Sharp RDD と Fuzzy RDD

　RDD は,割り当て変数の閾値の両側の対象者が治療介入を受ける確率によって,**Sharp RDD** と **Fuzzy RDD** とに分類されます。

　Sharp RDD は,割り当て変数の一方は全員介入を受けず,もう一方は全員介入を受けるような場合です。例えば,時期を割り当て変数としてあるガイドライン導入の効果を評価したい場合を考えてみましょう。ガイドライン導入前に入院している患者は誰もガイドラインの影響を受けていません。一方,ガイドラインの出版後に入院した患者は全員ガイドラインの影響を受けています。

　一方,Fuzzy RDD は割り当て変数の一方の対象者と反対側の対象者の介入を受ける確率が 0 と 1 に完全に二分されるわけではない場合です。血圧の例でいえば,139 mmHg の人は薬物療法を受ける確率が低く,140 mmHg の人は薬物療法を受ける確率が高くなるでしょう。しかし前者が 0,後者が 1 というわけではありません。

　治療効果の推定は Sharp RDD と Fuzzy RDD で異なります。図 3-3 に Sharp RDD と Fuzzy RDD における割り当て変数と介入割合の関係を示します。Sharp RDD では介入を受けている対象者の割合は,基準を境に一方は 0 であり,反対側は 1 になります。一方 Fuzzy RDD では割り当て変数の閾値に近づくにつれ一方では徐々に介入割合が増加し,反対側では閾値に近づくにつれ介入割合は減少します。

(2) RDD における治療効果の推定

　Sharp RDD においては,割り当て変数の閾値に限りなく近い集団は,擬似的にランダム割り付けがなされていると仮定をおくことができます。した

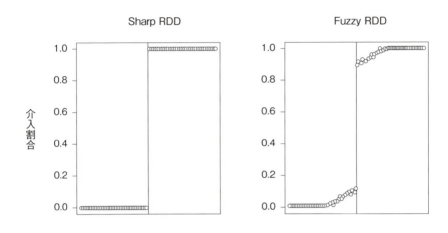

図 3-3　不連続回帰デザインにおける割り当て変数と治療割合の関係

がって，ランダム化比較試験と同様に閾値両側の 2 群を単純に比較することで治療効果を推定できます。

Fuzzy RDD における治療効果の推定において，RDD の 3 つの前提条件は，以下のように言い換えることができます。
①割り当て変数によって介入の割合が異なる
②割り当て変数は介入を介してのみアウトカムへの影響がある
③割り当て変数は交絡因子とは無関係（独立）である
割り当て変数，介入，アウトカム，交絡因子との関係は図 3-4 のようになります。これはまさに第 2 章で説明した操作変数法と同じです。治療効果を推定するには，two-stage least square（2SLS）や two-stage residual inclusion（2SRI）を用います（第 2 章参照）。

5　不連続回帰デザインの限界

RDD では，割り当て変数の閾値付近の患者を対象にします。したがって，

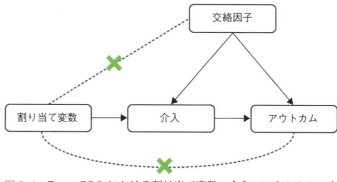

図 3-4 Fuzzy RDD における割り当て変数，介入，アウトカム，交絡因子の関係

推定された治療効果は割り当て変数の閾値付近の対象者に対しての一般化可能性があるのみで，閾値から遠い対象者に対して結果を当てはめることはできません。血圧の例でいえば，140 mmHg 付近の患者が対象であり，120 mmHg や 160 mmHg の対象者に対して結果を当てはめることは難しいといえます。

また，割り当て変数の閾値前後の2群はランダムに割り付けられているのと同様であると仮定していますが，閾値からどの程度近ければランダム化されているのと同様であるといえるかどうかは一概に判断できません。例えば，血圧 139 mmHg と 140 mmHg の対象者であれば，比較可能な2群となるでしょう。しかし幅を広くとって 120〜140 mmHg と 140〜160 mmHg の対象者にしてしまうと比較可能な2群とはいえないかもしれません。このように割り当て変数の幅の選択は RDD において非常に重要な問題です。幅を狭くしすぎると，対象者数を確保するのが難しくなります。一般に RDD を利用した分析では，割り当て変数の幅を変えた何通りかの感度分析を行います。

6 不連続回帰デザインを用いた研究の紹介

ヒトパピローマウイルス（HPV）ワクチンの接種政策が思春期女子の性行

動に与える影響を分析したカナダの研究を紹介します[6]。

　HPVワクチンは世界中で広く接種されています。一般市民には，ワクチンを接種することでHPV感染のみならずさまざまな性行為感染症を予防できるという誤解がある，といわれています。そのせいでコンドームを使用しない性行動が増加し，結果的に望まない妊娠やHPV以外の性行為感染症が増えるのではないか，という懸念があるそうです。この研究では，中学生女子に対するHPVワクチン接種の公的補助政策により高校3年間の妊娠や性行為感染症が増加するかどうかが，Sharp RDDを用いて検討されました。

　この研究では保険データベースを利用しています。カナダ・オンタリオ州では2007年9月から中学二年生の女子に対するHPVワクチン接種の公的補助を行う政策を導入しました。

　この研究におけるRDDの割り当て変数は誕生年です。1994年以降に生まれた女子が2007年9月から導入された政策の対象であり，1993年以前に生まれた女子は対象外となります。誕生年がこの基準年に近い両側の2群を比較することで政策の効果を推定することができます。

　図3-5に割り当て変数とHPVワクチン接種割合の関係を示します。生年月日が対象者となる閾値を0とした，1カ月ごとのワクチン接種割合を示しています。政策非対象者ではワクチン接種率が非常に低いものの，対象者では50％程度に増加しています。政策の効果を評価することが目的であるため，実際のワクチン接種率が100％である必要はありません。1993年以前に生まれた女子と1994年以降に生まれた女子の背景はほぼ似通っており，ランダムな割り付けに近くなっていました。

　表3-1にRDDの結果を示します。中学生女子へのHPVワクチン接種の公的補助政策による，高校期間中の妊娠やHPV以外の性行為感染症の有意な増加は認められませんでした。本研究において，RDDの前提条件が満たされているかどうか検討してみましょう。
①割り当てルールと閾値がわかっている
　生まれた日によって政策対象か否かが明らかであり，この前提条件を満た

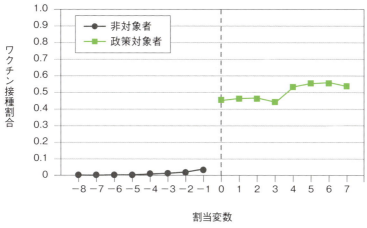

図 3-5 割り当て変数と HPV ワクチン接種割合の関係

表 3-1 HPV ワクチン接種に対する公的補助政策の効果

政策の効果	1,000 人あたりのアウトカム増加人数（95％信頼区間）
複合アウトカム	−0.25（−4.35-3.85）
妊娠	0.29（−3.07-3.64）
性行為感染症	−2.00（−4.67-0.67）

しています。

②介入前の割り当て変数は操作できない

　ワクチン政策を受けるために生まれる日を介入前に操作することは当然できません。この前提条件も満たしています。

③閾値付近で介入以外の要因はすべて連続的な変化である

　この研究で介入以外の要因の連続性は確認していません。介入前後の 2 群で対象者の背景が類似していることから，割り付けはランダムであると仮定しています。

第 3 章のまとめ

- 連続変数で示される検査値に正常と異常を分ける閾値が設定されていて，それが治療の割り当てに関わる場合に，閾値近傍の患者を多数集めて閾値以上と閾値未満の 2 群間でアウトカムを比較する手法を RDD という。
- ある医療政策が導入され，基準時の前後で政策の対象者と非対象者に区分される場合，政策の効果を RDD で評価できる。
- RDD は，①割り当てのルールと閾値がわかっている，②介入前に割り当て変数を操作できない，③閾値付近で介入以外の要因はすべて連続的な変化である，という 3 つの前提条件が必要である。
- Sharp RDD は，割り当て変数の一方は全員介入を受けず，もう一方は全員介入を受ける場合の RDD である。
- Fuzzy RDD は，割り当て変数の一方の対象者と反対側の対象者の介入を受ける確率が 0 と 1 に完全に二分されるわけではない場合の RDD である。

（笹渕裕介）

| Column | 論文自動生成プログラムの怪 |

　"SCIgen" というプログラムをご存じでしょうか？　でたらめな論文を自動生成するプログラムです。ランダムに選ばれた工学系の用語をならべた，それらしい構成のコンピューター・サイエンスの論文を自動生成してくれるという，奇怪なプログラムです[7]。

　SCIgen はアメリカのマサチューセッツ工科大学の大学院生らが娯楽目的に作成したプログラムです。妙な娯楽もあるものです。彼らは 2005 年にある学会に SCIgen によって生成した論文を投稿したところ，受理されてしまったというから驚きです。その後，Springer や Institute of Electrical and Electronics Engineers（IEEE）に掲載されていた，SCIgen によって生成された意味不明な論文 120 編が削除されたことを 2014 年の Nature が報じています[8]。

　さて，いくらコンピューターの知識があろうと，彼らの所業は全くもって非生産的・非道徳的です。自分の子供には決して真似をしないように言って聞かせたくなります。そのコンピューター知識，もう少し生産性向上に生かせないものでしょうか？

　でたらめな論文は問題外です。しかし，もし自分の研究結果を自動的に論文化してくれるプログラムがあったら，と想像したことのある研究者は私だけでしょうか？　論文自動生成プログラムは，論文を書くことに苦労している研究者にとっては，ある意味で夢のある話といえなくもないでしょう。

（笹渕裕介）

Reference

1) Venkataramani AS, Bor J, Jena AB. Regression discontinuity designs in healthcare research. BMJ 2016; 352: i1216.
2) Thistlethwaite DL, Campbell DT. Regression-discontinuity analysis: an alternative to the ex post facto experiment. J Educ Psychol 1960; 51: 309-17.
3) Bor J, Moscoe E, Mutevedzi P, et al. Regression discontinuity designs in epidemiology: causal inference without randomized trials. Epidemiology 2014; 25: 729-37.
4) Oldenburg CE, Moscoe E, Bärnighausen T. Regression discontinuity for causal effect estimation in epidemiology. Curr Epidemiol Rep 2016; 3: 233-41.

5) Moscoe E, Bor J, Bärnighausen T. Regression discontinuity designs are underutilized in medicine, epidemiology, and public health: a review of current and best practice. J Clin Epidemiol 2015; 68: 122-33.
6) Smith LM, Kaufman JS, Strumpf EC, et al. Effect of human papillomavirus (HPV) vaccination on clinical indicators of sexual behaviour among adolescent girls: the Ontario Grade 8 HPV Vaccine Cohort Study. CMAJ 2015; 187: E74-81.
7) SCIgen- An Automatic CS Paper Generator. https://pdos.csail.mit.edu/archive/scigen/
8) Publishers withdraw more than 120 gibberish papers. Nature. 24 February 2014. doi: 10.1038/nature.2014.14763.

第4章

差の差分析
― ポケモン GO で健康になれる？

　大学院生 O：先生，解析結果が出そろったので一度見ていただきたいのですが．

　指導教員 S：どんな研究ですか？

大学院生 O　約 5 年前に ICU での診療方針が日本中で変化したのですが，その変化によって患者は恩恵を受けているかを検討しています．

指導教員 S　もう少し具体的に教えてもらえますか？

大学院生 O　はい．全国約 40 施設の ICU と共同で行った後向きの観察研究のデータを利用しました．以前は敗血症患者に対する経腸栄養の投与を全身状態が落ち着くまで控えていたのですが，ガイドラインが改訂され，特別な理由のない限り経腸栄養を早期に開始することが推奨されました．そこで，ガイドライン改訂の影響を調べるために，ガイドラインに従った病院のみのデータを用いて，ガイドライン改訂前後それぞれ 3 年間の敗血症患者の ICU 滞在日数に変化があるかどうかについて調べました．

指導教員 S　それで結果はどうでしたか？

大学院生 O　患者の背景や重症度などを調整したあとも，ガイドライン改訂後に ICU 滞在日数は短縮していることが明らかになりました．

指導教員 S　なるほど……．一つ気になることがあります．君の解析結果は単に診療の質が継時的に改善しているトレンドを見ているだけであって，ガイドライン改訂の影響そのものを見ているわけではないかもしれません．つまり，ICU 滞在日数が近年は短縮しているという時代背景を反映しているだけかもしれない，ということです．

大学院生 O　はぁ……．

> [指導教員S] 継時的なトレンドを調整する方法の一つに「差の差分析」がありますが，ご存知ですか？
> [大学院生O] いえ，聞いたことすらないです。

1 前後比較デザインと差の差分析

(1) 前後比較デザインの問題点

　ある時点でガイドラインが改訂されたり，新しい保健医療政策が導入される，といった介入の効果を評価する研究では，**前後比較デザイン（before after design）**が用いられることがあります。前後比較デザインは**ヒストリカルコントロール（historical control）**ともいわれます。介入前の患者群と介入後の患者群を比較することによってその効果を推定するデザインです。

　しかし，前後比較デザインでは，推定された効果が介入による実際の効果なのか，継時的なアウトカムの変化のトレンドなのか判断できません[1]。例えば，受動喫煙の防止を目的とした法規制の効果を前後比較デザインにより検証しようとする場合に，法規制以前から公共の場で喫煙する人が減っているトレンドの影響を排除することができません。

(2) 差の差分析とは

　介入前後で継時的にアウトカムが変化するというトレンドが存在する場合，そのトレンドによって結果は影響を受けてしまい，介入の効果を正しく推定できません。**差の差分析（difference-in-differences analysis）**はこのような継時的なトレンドの影響を排除し，介入の効果を正しく評価する方法です[2]。差の差分析は，継時的なトレンドは介入群と同じですが，介入の影響は受けない対照群を設定することによって，前後比較デザインの問題点を解

決します[3]。図 4-1 に差の差分析の概念図を示します。

対照群ではアウトカムは C1 から C2 に，介入群では T1 から T2 に変化しています。この際，介入群は対照群と同じトレンドをもつため，仮に介入群に介入がなかった場合の同時期のアウトカムは T2' になります。したがって，介入の効果は T2 − T2' となります。

対照群における介入前後のアウトカムの変化量である差 1 は「C2 − C1」と表されます。一方，介入群の同じ期間におけるアウトカムの変化量である差 2 は「T2 − T1」と表されます。介入群と対照群は同じトレンドをもっているため，「C2 − C1」と「T2' − T1」は等しくなります。

$$\begin{aligned}差2 - 差1 &= (T2 - T1) - (C2 - C1) \\ &= (T2 - T1) - (T2' - T1) \\ &= T2 - T2' \quad (=介入効果)\end{aligned}$$

となります。差 2 と差 1 の差を取っているので，これを「差の差（difference in differences）」といいます。

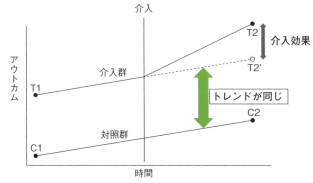

T1, T2：介入群の介入前後のアウトカム
T2'：介入群が介入を受けなかったときのアウトカム
C1, C2：対照群の介入前後の時点におけるアウトカム

図 4-1　差の差分析の概念図

2 差の差分析の実際

　実際の効果の推定には回帰モデルを利用します[2-4]。介入の有無，時点（介入前または介入後），これら2つの因子の交互作用項（2つの因子の掛け算）を回帰モデルに投入します。アウトカムの種類によって重回帰分析やロジスティック回帰分析などを行います。

　最も単純な重回帰分析で考えてみましょう。

$$\text{アウトカム} = \alpha + \beta_1 \times \text{介入} + \beta_2 \times \text{時点} + \beta_3 \times \text{介入} \times \text{時点}$$

　介入：介入群であれば1，対照群であれば0
　時点：介入後であれば1，介入前であれば0
　介入×時点：交互作用項。上記の2つの変数の掛け算

　表4-1を用いて，回帰式から介入効果を推定する方法を解説します。介入群における介入前のアウトカムは，上記回帰式に介入=1，時点=0を代入すると$\alpha + \beta_1$となります。一方，介入群における介入後のアウトカムは介入=1，時点=1を代入すると$\alpha + \beta_1 + \beta_2 + \beta_3$となります。したがって，介入群の前後比較によるアウトカムの変化は$(\alpha + \beta_1 + \beta_2 + \beta_3) - (\alpha + \beta_1) = \beta_2 + \beta_3$となります。

　同様に対照群の介入前後のアウトカムの変化は$(\alpha + \beta_2) - \alpha = \beta_2$と計算されます。この2つのアウトカムの差，$(\beta_2 + \beta_3) - \beta_2 = \beta_3$が差の差であり，介入効果と一致します。つまり差の差分析では交互作用項の係数が介入効果

表4-1　回帰式による差の差分析の介入効果推定

	介入前（時点=0）	介入後（時点=1）	介入後−介入前
介入群（介入=1）	$\alpha + \beta_1$	$\alpha + \beta_1 + \beta_2 + \beta_3$	$\beta_2 + \beta_3$（=差2）
対照群（介入=0）	α	$\alpha + \beta_2$	β_2（=差1）
（介入群−対照群）	β_1	$\beta_1 + \beta_3$	β_3（=差の差）

を示しています。

3 差の差分析が成り立つための仮定

(1) 平行トレンド

介入群と対照群において，観察期間中のアウトカムの経時変化は似通っているという仮定をおいています。これを**平行トレンド**（parallel trend）と呼びます。これは直感的に理解できるでしょう。介入群と対照群のアウトカムの変化に平行トレンドがあれば，差の差分析で正しい介入効果が得られます。

もし，この仮定が成立していなければ介入の効果を正しく推定できないことになります。実際には介入群の介入を受けなかった場合のアウトカムの変化は確認できませんが，介入する前の両群のトレンドが平行であれば介入後もトレンドが平行であると推定することは理にかなっているでしょう。

差の差分析においてはしばしば介入前の両群のトレンドを比較します。比較の方法には，2群における介入前のトレンドを図示する方法があります。図4-2において，介入前のトレンドが平行であれば介入後も平行であると推測できます。一方，介入前のトレンドが平行でなければ差の差分析によって

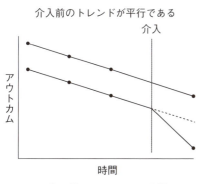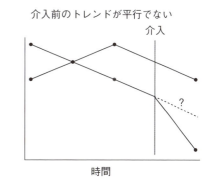

図4-2　介入前のトレンドの比較

正しく効果を推定できません。

その他に，介入前の集団に対して時間と介入の交互作用がないことを統計学的に検証する方法などがあります。

（2）共通ショック

ショックとは，介入と無関係な予期しないイベントを指します。**共通ショック（common shock）** とは，このようなイベントが両群のアウトカム発生に与える影響が同程度であるという仮定です。なお，ショックがあってはならないわけではありません。

介入群と対照群に与える影響が異なるようなショックがあった場合，正しく介入効果を推定できないことになります。例えば，ある介入の効果を差の差分析を用いて分析する際に，観察期間中に当該介入の効果を否定するような論文が有名誌に出版された，というような事態が起こりえます。その場合，介入群でもその介入は控えられるでしょう。一方，対照群ではもともと介入していませんから影響は小さいことになります。

残念なことに，共通ショックの仮定をデータから検証することはできません。差の差分析を用いた研究論文を読む際には，明らかにこの仮定を満たさないようなイベントが起きていないかを十分に注意する必要があります。

4　差の差分析を用いた研究

研究例 1　ポケモン GO が若者の身体活動に及ぼす影響の評価

ポケモン GO が若者の身体活動に及ぼす影響について差の差分析を用いた分析事例を紹介します[5]。この研究はアメリカ在住の 18〜35 歳を対象に，ポケモン GO をやっている人はやっていない人と比較して日々の歩数が増えたのかを差の差分析を用いて検討しています。

本論文の Methods に，"We used a multivariate regression model; the estimate of change in number of steps after Pokémon GO was obtained from interaction indicators for players and each week after installation of the game."（多変量回帰モデルを利用し，ポケモン GO のインストール後の歩数の変化はポケモン GO プレイヤーとインストール後の週数の交互作用項から推定した）とあります。すなわち，ポケモン GO の効果を「ポケモン GO プレイヤーかどうか」と「ゲームのインストール後の週数」との交互作用から推定しています。身体活動の指標は「歩数」です。

前掲の回帰式に当てはめると，以下のようになります。

$$歩数 = \alpha + \beta_1 \times ポケモン\,GO\,プレイヤー + \beta_2 \times 時点 + \beta_3 \times ポケモン\,GO\,プレイヤー \times 時点$$

ポケモン GO プレイヤー：ポケモン GO プレイヤーならば 1，そうでなければ 0

時点：ポケモン GO のインストール後の週数*

ポケモン GO プレイヤー×時点：交互作用項

*対照群を前後に分ける時点は，ポケモン GO プレイヤーがインストールした日の中央値としています。

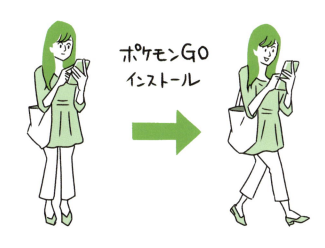

表4-2 ポケモンGOの効果

	ポケモンGOの効果（＝歩数の増加） [95%信頼区間の下限，上限]
1週目	955歩 [697, 1213]
2週目	906歩 [647, 1164]
3週目	544歩 [280, 808]
4週目	446歩 [169, 722]
5週目	381歩 [43, 720]
6週目	130歩 [−593, 853]

　この回帰式の交互作用項（ポケモンGOプレイヤー×時点）の係数β_3が，ポケモンGOの効果の推定値に相当します。

　表4-2に結果を示します。ポケモンGOプレイヤーはそうでない人と比較して，ゲームのインストール後に歩数が急激に増えており，その後時間とともに元のレベルに徐々に戻っており，6週目には有意差がなくなっていることがわかります。

　この研究は平行トレンドと共通ショックの仮定を満たしているでしょうか？　平行トレンドについて，論文中には明記されておらず，統計学的検定も行われていません。しかし論文中の図では，ポケモンGOのインストール前の4週間にわたり各群の歩数が示されており，2群のトレンドは平行であるといってもよさそうです。

　共通ショックに関しては，ポケモンGOのリリース後にプレイヤーとそうでない人に対して歩数に与える影響が異なるようなイベントがあったかどうか，検討が必要です。本論文によれば，アメリカでポケモンGOがリリースされたのは2016年7月です。本論文のデータから，ポケモンGOプレイヤーには学生が多くなっています。夏休みというイベントがポケモンGOプレイヤー群と非プレイヤー群に与える影響が異なる場合，ポケモンGOの効果を正しく推定できません。例えば，ポケモンGOプレイヤーにアウトドア派が多ければ，ポケモンGOプレイヤーの歩数が増えたのは夏休みの影響をある

程度反映しているかもしれません。

研究例 2　帝王切開術における予防的抗菌薬投与のタイミング

　帝王切開術の際に行う予防的抗菌薬投与のタイミングの変更によって手術部位感染の発生が減少したかどうかについて，差の差分析を用いた分析事例を紹介します[6]。

　この研究では帝王切開術における予防的抗菌薬投与のタイミングを臍帯結紮直後から術前投与へと変更したことによって手術部位感染が減ったのかどうかを差の差分析を用いて検討しています。この研究はイスラエル最多の分娩件数の施設からの単施設の報告であり，期間は2012年1月1日〜2015年12月31日までの4年間です。この施設では帝王切開術に対して2014年1月より前は臍帯結紮直後に予防的抗菌薬の投与を行っていましたが，2014年1月からは手術開始直前に投与するように方針が変更になりました。一方，対照群は同じ施設の子宮全摘術を受けた患者としています。子宮全摘術に対する予防的抗菌薬投与は研究期間中ずっと，術前投与することが推奨されていました。

　前掲の回帰式に当てはめると，以下のようになります。

$$手術部位感染の有無 = \alpha + \beta_1 \times 帝王切開術 + \beta_2 \times 時点 + \beta_3 \times 帝王切開術 \times 時点$$

帝王切開術：帝王切開術ならば1，子宮全摘術ならば0
時点：施設の診療方針の変更後ならば1，変更前ならば0
帝王切開術×時点：交互作用項

　結果は2014年1月以降の診療方針の変更によって手術部位感染はリスク差：−0.6％（P＝0.663）と統計学的に有意な差を認めませんでした。この研究では平行トレンド，共通ショックとも検討した記述がないため，これらの仮定を満たしているかどうかは不明です。

第4章のまとめ

- 前後比較デザインでは，推定された効果が介入による実際の効果か継時的なアウトカム変化のトレンドか判別できない。
- 差の差分析は継時的なトレンドの影響を排除し，介入の効果を正しく評価する。
- 差の差分析では，介入の有無，時点（介入前または介入後），これらの交互作用項が回帰モデルに投入され，交互作用項の係数が介入効果を示す。
- 平行トレンドとは，介入群と対照群において観察期間中のアウトカムの経時変化は似通っているという仮定である。
- 共通ショックとは，介入と無関係な予期しないイベントが両群のアウトカム発生に与える影響が同程度であるという仮定である。

（笹渕裕介）

Reference

1) Abadie A. Semiparametric difference-in-differences estimators. Rev Econ Stud 2005; 72: 1-19.
2) Dimick JB, Ryan AM. Methods for evaluating changes in health care policy: the difference-in-differences approach. JAMA 2014; 312: 2401-2.
3) 森田果．実証分析入門—データから「因果関係」を読み解く作法．pp200-210, 日本評論社，東京，2014.
4) ヨシュア・アングリスト，ヨーン・シュテファン・ピスケ．大森義明，田中隆一，野口晴子，小原美紀 訳．「ほとんど無害」な計量経済学—応用経済学のための実証分析ガイド．pp225-239, 東京，NTT出版，2013.
5) Howe KB, Suharlim C, Ueda P, et al. Gotta catch'em all! Pokémon GO and physical activity among young adults: difference in differences study. BMJ 2016; 355: i6270.
6) Ben Shoham A, Bar-Meir M, Ioscovich A, et al. Timing of antibiotic prophylaxis in cesarean section: retrospective, difference-in-differences estimation of the effect on surgical-site infection. J Matern Fetal Neonatal Med 2019; 32: 804-8.

第5章

時間依存性交絡と周辺構造モデル
— 重症熱傷患者に対する気管切開術の効果は？

T医師：外来で疾患Aの患者さんたちに新しい薬Sを投与していますが，良くなっている患者さんもいるしあまり変わらない患者さんもいます。本当に効果があるのか，臨床疫学研究をしてみたいのですが。

Y教授：いいですね。薬Sはいつから使用しているのですか？

T医師 薬の新規採用が2年前なので，その当時から適応がある患者さんには使用しています。

Y教授 その適応とは？

T医師 え〜と，採血して，特異的マーカーであるMがある値以下なら投与して，ある値以上であれば投与しなくてもよいと判断します。Mは低値だと死亡のリスクになるのです。

Y教授 ふむふむ。それでは患者さんによっては，Mの値がずっと高値であれば投与されない。そして低値であれば投与される。

T医師 そうです。

Y教授 患者さんはどの程度の間隔で外来にいらっしゃるのですか？

T医師 2カ月に1回です。2カ月ごとに採血してMを測定しています。

Y教授 薬Sを開始して体調が良くなると，Mの値は上昇しますよね？

T医師 はい。そうしたら薬Sは中止します。

Y教授 つまり，治療の影響によりMの値が変わると，治療も変わる，ということですね。

T医師 そうです。

Y教授 なるほど，なるほど。何となく研究デザインが見えてきましたね〜（笑）。

T医師 え〜〜。全然見えませんけど...。

1　時間依存性交絡と時間依存性治療

　上記のT医師とY教授のやりとりで、Y教授が考え付いた研究デザインとは、「時間依存性交絡（time-dependent confounding）」を「周辺構造モデル（marginal structural model）」によって調整する方法です。この方法を用いて行われた世界で最初の臨床研究論文は、疫学の専門誌であるEpidemiologyに、2000年に掲載されました[1]。今でも多くの論文に引用されています。その中身を覗いてみましょう。これから皆さんがこの章で学ぶ内容の全体像がわかります。

　この研究は、ヒト免疫不全ウイルス（HIV）陽性の男性に抗HIV薬ジドブジンを投与した場合としない場合で死亡アウトカムが異なるか？　という臨床的疑問に答えた研究です。対象患者はHIV陽性の男性のうち、後天性免疫不全症候群（AIDS）を発症しておらず、治療薬も投与されていない患者です。免疫能の強さを表すCD4 countが、すべての患者で測定されます。このCD4 countが低値であれば免疫能が低下していることを意味し、死亡のリスクとなります。CD4 countが低値の患者には、ジドブジンが投与されます。ジドブジンを投与するとCD4 countは上昇します。CD4 countが基準値を超えればジドブジンは中止されます。アウトカムは観察期間中の死亡です。

　T医師の研究に当てはめると、疾患AがHIV感染で、特異的マーカーMの値がCD4 countで、薬Sがジドブジンに当たります。

> [Y教授]　ああ、すみません。それではもう少し詳しく説明しますね。今回T先生が考えているような外来ベースの観察研究においては、対象者を継時的（例えば毎月、毎年）にフォローしますよね？　今回の場合は2カ月に1度、すでに2年間フォローしています。そのような研究をなんと呼ぶかご存知ですか？
>
> [T医師]　え～っと、コホート研究です。

[Y教授] その通り。コホート研究において，研究期間中に何度も測定する変数のことを，**時間依存性変数**と呼びます。

[T医師] 時間依存性？　ですか？

[Y教授] そうです。何度も測定することで，時間とともに値が変化していきます。つまり，時間に依存して値が変化していくような変数のことを時間依存性変数と呼びます。

[T医師] 値が変化しないならば何度も測定する必要ないですもんね？

[Y教授] そうです。それでは特異的マーカー M の値は時間によって変化しますか？

[T医師] します……だから時間依存性変数，ということですか？

[Y教授] その通り。

[T医師] でも，これらの値は時間経過で自然に変化しますけど，治療によっても大きく変化しますよ？

[Y教授] いいですね〜。とても良いところに目をつけました。

[T医師] はあ。

[Y教授] これは，過去の治療が次の時点の時間依存性変数に影響を与えている，ということを意味しています。

[T医師] はあ。

[Y教授] 薬 S は疾患特異的マーカー M の値によって投与開始，継続，中止が決められますよね？

[T医師] はい。

[Y教授] つまり，治療も時間依存性ということです。

[T医師] 治療も時間依存性 ？？？

[Y教授] 時間依存性変数の変化が次の時点の治療に影響を与え，治療が変わっていく。つまり，時間に依存して変化していく治療のことを時間依存性治療と呼びます。

このように，コホート研究において，研究期間中に何度も測定し，時間に依存して変化していく変数のことを**時間依存性変数**（time dependent variables）と呼びます。治療の影響で時間依存性変数の値が変化し，その結果，次の治療が変わる（治療をやめる，治療薬の量を増やす，そのまま継続する）ことは臨床では多くあることです。例えば，炎症反応が高かったので抗生剤を開始したが，炎症反応が改善したので抗生剤を中止した，などが挙げられます。このような意味で，治療も時間依存性であり，**時間依存性治療**（time dependent treatment）と呼ばれます。

> [Y教授] さて，ここまではご理解いただいたとして，ある変数が，興味あるイベント（例えば死亡）のリスク因子，かつ治療選択にも影響する変数である場合，なんと呼びましたっけ？
>
> [T医師] 交絡因子です!!
>
> [Y教授] その通り。T先生の研究では何が交絡因子になっていますか？
>
> [T医師] 疾患特異的マーカー M の値が交絡因子です。M の値は治療選択に影響しますし，死亡のリスクにもなっているからです。
>
> [Y教授] 大正解!!
>
> [T医師] M の値は，交絡因子であると同時に，時間依存性変数でもある，ということですか？
>
> [Y教授] その通り。つまり，時間依存性変数が過去の治療の影響を受け，かつ交絡因子になっている場合，それを**時間依存性交絡因子**と呼びます。本来興味があるのはアウトカムである死亡であり，そのアウトカムと治療の関連を見ようとすると，多くの時間依存性変数は交絡因子になります。
>
> [T医師] なるほど〜。時間依存性治療と時間依存性交絡因子を意識しないと，私の研究では適切にアウトカムを推定できない，ということですね！
>
> [Y教授] そういうことです。

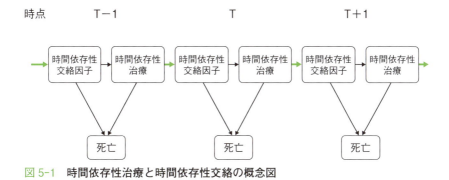
図 5-1　時間依存性治療と時間依存性交絡の概念図

　ある変数が交絡因子であり，かつ，過去の治療により次の時点の交絡因子が影響を受ける場合，これを**時間依存性交絡因子（time dependent confounders）**と呼びます。

　図 5-1 において，時点ごと（T−1，T，T＋1）に，時間依存性交絡因子と時間依存性治療と死亡（興味あるイベント）の関係が概念図として描かれています。時点 T の時間依存性交絡因子は治療と死亡に矢印が伸びています。時点 T の時間依存性交絡因子は時点 T−1 の治療によって値が変化し，かつ時点 T での治療に影響を与えます。つまり，時間依存性治療と時間依存性交絡因子は互いに影響を与えあっており，これを**治療交絡フィードバック（treatment-confounder feedback）**と呼びます。

　実際，多くの観察研究において時間依存性治療・時間依存性交絡は存在します。読者の皆さんが今読んでいる論文，現在行っている研究にも時間依存性治療・時間依存性交絡は存在しているかもしれません。ただ，それをあまり意識していないだけなのです。さらに実際の例を見てみましょう。

研究例 1　炎症性腸疾患に対する免疫抑制剤治療と重症感染症との関連[2]

　論文の著者らは，フランスの大規模なリアルワールドデータ（real world data，RWD）を用いて，炎症性腸疾患の患者に対する免疫抑制剤治療（チオプリン製剤単独治療，抗 TNF 製剤単独治療，両者の併用）の種類により，

重症感染症の発生頻度が変わるかどうかについて検討しました。

　炎症性腸疾患に対する免疫抑制剤治療の実施は，炎症性腸疾患の活動性により決定されます。つまり，炎症性腸疾患の活動性は重症感染症発生というアウトカムと関連し，免疫抑制剤という治療により変化します。よって，炎症性腸疾患の活動性は時間依存性交絡因子，免疫抑制剤治療は時間依存性治療，と考えられます。

| 研究例2 | 高齢腎不全患者に対する慢性維持透析と死亡との関連[3] |

　論文の著者らは，カナダの大規模RWDを用いて，高齢の腎不全患者に対して慢性維持透析を行う場合と行わない場合のどちらが，生命予後が良いかについて検討しました。慢性維持透析はeGFR(estimate glomerular filtration rate, 推定糸球体濾過量) の値を基準に導入を決定します。eGFRは死亡と関連し，その値は時間経過とともに変化します。よって，eGFRは時間依存性交絡因子，維持透析の開始は時間依存性治療，と考えられました。なお，維持透析は一度開始したら，その後は継続されます。

　このように時間依存性変数の考え方は，HIV感染に対するジドブジンや炎症性腸疾患に対する免疫抑制剤のように中断したり再開したりするような治療だけでなく，維持透析導入や（後述する）気管切開術のように一度開始したら継続される治療に対しても用いられます。

2　時間依存性交絡因子の存在によって生じる問題

　過去の治療に影響を受ける時間依存性交絡因子を，通常の統計手法（層別解析，回帰分析，傾向スコア・マッチングなど）でうまく調整することはできません。それを行うと，**過調整バイアス**や**合流点層別バイアス**によって，歪んだ効果推定がもたらされることが知られています。

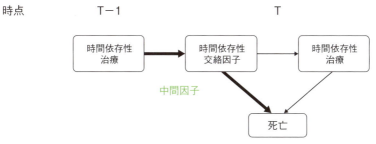

図 5-2 過調整バイアス

(1) 過調整バイアス (over-adjustment bias)

　時間依存性交絡因子が中間因子であり，かつ，交絡因子でもあるという2つの性質をもつことによって生じるバイアスです。図 5-2 で，時点 T−1 に受けた治療が，時点 T の時間依存性交絡因子に影響を及ぼし，それが時点 T でのアウトカムに影響しています。すなわち時間依存性交絡因子が治療（T−1）と死亡（T）の間に挟まれ，中間因子になっています。一般的に中間因子を調整すると，本来の治療の効果を小さく推定してしまいます[4,5]。

(2) 合流点層別バイアス (collider stratification bias)

　時間依存性交絡因子がアウトカムと共通の原因をもつ場合，このバイアスが生じます。これを通常の方法で調整すると，本来の治療の効果を小さく推定してしまいます。詳細は参考文献をご覧ください[4,6]。

3　時間依存性交絡因子の対処方法

> [T医師] つまり時間依存性交絡因子が存在する場合，いつもの方法で解析すると，本当は効果があるのに効果がないという結果を出してしまうこともある，ということですね？

> [Y教授] そうなりますね。
> [T医師] それじゃあ，時間依存性交絡因子にふさわしい解析方法があるはずですよね？
> [Y教授] あります。

時間依存性交絡因子の対処法として，以下の3つが提案されています[4,7]。
①周辺構造モデル（marginal structural model, MSM）の逆確率重み付け法（inverse probability of weighting, IPW）
②パラメトリックGフォーミュラ（parametric G formula）
③構造ネストモデル（structural nested model）のG推定法（G estimation）

　これらの方法はまとめて**ロビンスのGメソッド**（**Robins' G methods**）と呼ばれています。G methodsの"G"は一般化治療（generalized treatment）を意味しています。G methodsは高度な統計的知識と技術を必要とする解析方法であり，皆さんが研究で使用される場合は，統計家など専門家のアドバイスのもとに使用することをお勧めします。

　とはいえ，上記の3つのなかで比較的，一般の臨床医にも理解しやすく，一般の統計ソフトでも解析可能な方法が①の周辺構造モデル（MSM）の逆確率重み付け法（IPW）です。以降，「MSM-IPW」と略記します。臨床研究論文のなかで，今のところ出会う機会が最も多いのはこの手法です。MSM-IPWを用いた論文を見る機会は年々増えているように思われます。なお本章の引用文献[7]は，MSM-IPWで時間依存性交絡に対処する場合の良いイントロダクションとなりますので，ご一読をお勧めします。

4 周辺構造モデルと因果推論

> [T医師] マージナルストラクチュラルモデル，ですか……？　なんか難しそうですね。。。
>
> [Y教授] 実際の作業はやや複雑ですが，理論はシンプルでわかりやすいと思いますよ。
>
> [T医師] 本当ですか～～～？
>
> [Y教授] ええ，まあ（汗）。まずは論文の記載を理解できることが目標です！ポイントは「重みが正確に作られていることを確認すること」にあります。最初に周辺構造モデルの解説から始めて，次に時間依存性交絡因子との関わりについて説明しますね。

(1) 周辺構造モデル

　周辺構造モデルは，**因果推論**（causal inference）をする際のモデルであり，**潜在アウトカム**（potential outcome）に関するモデルです。これが時間依存性交絡の調整にも応用されます[8]。

　周辺（マージナル）とは「潜在アウトカムの周辺分布モデル」を，構造（ストラクチャー）とは「潜在アウトカムに対する回帰モデル」を意味します。つまり，このモデルは「潜在アウトカムという概念を使用した擬似集団全体での回帰モデル」を意味します。

　因果推論，潜在アウトカム，周辺分布モデル，擬似集団という，難しい言葉が出てきましたが，周辺構造モデルを理解するうえでこれらの言葉は必須になります。

(2) 因果推論

　因果関係を推論する方法論が「因果推論」です。因果推論のなかでも最も有名な方法論の一つが**ルービンの因果モデル**（Rubin's causal model）です。ハーバード大学の統計学者ドナルド・ルービンが1970年代半ばに開発した方法論であり，そのなかに**潜在アウトカム**（potential outcome）という概念が登場します。ルービンの因果モデルは，すべての対象者が治療を受けた場合と受けなかった場合それぞれのアウトカムが集団として推計できれば，その差を取ることで，（個々人での治療効果はわからないけれども）集団全体での治療効果は推定できる，という考え方です。

　治療を受けた場合のアウトカムと，治療を受けなかった場合のアウトカムを比較する，といっても，実際には同じ人に治療を受けた結果と受けなかった結果は同時には存在しません。なぜなら，その人にとっては，治療は受けるか受けないかの二者択一だからです。**潜在アウトカム**（potential outcome）は，観察されたアウトカムと観察されなかったアウトカムの両方を指します。観察されなかった方のアウトカムを**反実仮想アウトカム**（counterfactual outcome）と呼びます。

　因果関係（causation）と**相関関係**（association）の違いを図 5-3 に示します。元々の興味ある集団（population of interest）がダイヤモンド型で表現され，治療されたグループが白で，治療されなかったグループが黒色で表現されています。因果関係をみるには，集団全体が白いダイヤモンドであった場合と，黒いダイヤモンドであった場合を比較することになります。一方，相関関係をみるには，ダイヤモンドの一部である白と黒を比較します。つまり，ルービンの因果モデルにおける因果関係とは，全集団に対して治療が行われた場合の結果と，治療が行われなかった場合の結果を比較したときにみられる関係であり，相関関係とは，集団のなかの治療した群と治療していない群を比較した際にみられる関係です。そして，データが示唆する関連性から因果関係を「推論」しようとする試みを因果推論と呼びます。

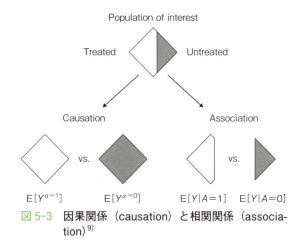

図 5-3 因果関係（causation）と相関関係（association）[9]

因果推論の結果求められた治療効果を，**因果効果（causal effect）**と呼びます。1人に2つのアウトカム（実際のアウトカムと反実仮想アウトカム）が存在していますので，MSM-IPW では元々の集団の2倍の集団（**擬似集団，pseudo-population**）が作成されることになります。この疑似集団を使用するモデルを周辺分布モデルといいます。

擬似集団を作成することで交絡の影響が除去できます。患者の背景因子などの時間に依存しない交絡だけでなく，時間依存性交絡も含まれます。ここで大切なのは，求められる因果効果はあくまで集団レベルの平均の効果であり，個人レベルの因果効果ではない，ということです。この点を強調して**平均因果効果（average causal effect）**と呼ばれます。

5 実際の作業工程と実例

実際の作業工程は以下のように分解できます[8-12]。
① 治療の重み（treatment weight）の作成
② 安定化（stabilization）

③打ち切りの重み（censoring weight）の作成
④作成された重みの正確性の確認
⑤アウトカムモデルの作成
⑥解析のタイプの決定

　これらの工程を，具体例を挙げながら順に解説します。ここでは，重症熱傷患者に対する気管切開術の死亡率減少効果を MSM-IPW で検証した研究を取り上げます[13]。日本の大規模 RWD である DPC データベースを用いて，筆者らが行った研究です。重症熱傷の治療初期には，1日5〜10Lもの大量輸液が必要となるため，治療開始（入院日）から1〜3日目までに呼吸器系の浮腫が必発であり，気管挿管＋人工呼吸器管理になることが多くあります。そのような呼吸状態の悪化した重症熱傷患者が対象であり，アウトカムは28日死亡率です。経口挿管のまま28日間過ごす患者と，入院何日目かに気管切開術を受ける患者がいます。どちらの28日死亡率が低いか，という臨床的疑問に挑んだ研究です。

(1) 治療の重み（treatment weight）の作成

　第1章で**傾向スコア（propensity score）**の作成法を学びました。IPW でも傾向スコアを利用します。傾向スコアは，各患者が実際に治療を受ける確率（＝治療割付確率）であり，その逆数を**逆確率（inverse probability）**と呼びます。治療を受けた人は傾向スコアの逆数で，治療を受けなかった人は（1－傾向スコア）の逆数で重み付けします[9]。

　筆者らの論文[13]では，ベースラインの交絡因子（時間非依存性交絡因子）と時間依存性交絡因子を共変量として，入院後5〜28日目までに気管切開術を受ける確率を算出しました。ベースラインの交絡因子として，年齢・性別・Charlson 併存疾患指数・Japan Coma Scale・熱傷スコア・顔面頸部熱傷の有無・気道熱傷の有無を挙げました。時間依存性交絡因子としては，輸液量・鎮静薬・鎮痛薬・昇圧薬・血液製剤・植皮術を挙げました。輸液量や鎮静薬や鎮痛薬が多いほど人工呼吸器管理が長引く傾向にあり，気管切開術を

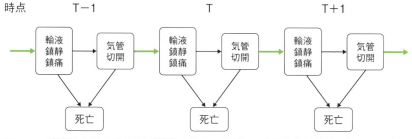

図 5-4　時間依存性交絡因子（輸液・鎮痛・鎮静），時間依存性治療（気管切開），アウトカム（死亡）の関係

受けやすくなります。気管切開を受けると鎮静薬や鎮痛薬の量は減らすことができるため，ある日の鎮静薬や鎮痛薬の量はその前日に気管切開を受けたかどうかに影響を受けます。さらに，これらの変数は直接的に死亡と関連します（図 5-4）。

重みの作成方法を具体的に説明します。まず，時点 T において気管切開を受ける確率 P_T，時点 T−1（T の前日）で気管切開を受ける確率 P_{T-1}，時点 T+1（T の翌日）で気管切開を受ける確率 P_{T+1} を，①それまでの治療歴，②時間依存性交絡因子の「歴史」，③ベースラインの交絡因子，を用いてロジスティック回帰により傾向スコアを算出します。気管切開は受けるか受けないかの 2 択ですので，時点 T で気管切開を受けない確率は $(1-P_T)$ となります。同様に，時点 T−1 で気管切開を受けない確率は $(1-P_{T-1})$，時点 T+1 で気管切開を受けない確率は $(1-P_{T+1})$ となります。これを入院初日から 28 日目まで算出します。

時点 T+1 で初めて気管切開を受ける場合，その時点まではずっと気管切開を受けていないので，その確率は $(1-P_0) \times (1-P_1) \times (1-P_2) \times (1-P_3) \times \cdots\cdots \times (1-P_{T-1}) \times (1-P_T) \times P_{T+1}$ となります。この逆数をとって，時点 T+1 での「重み」とします（図 5-5）。これを 28 日まで患者ごとに毎日計算します。ちなみに気管切開は一度受けると，通常は継続するため，気管切開を受けた以降の確率は 1 と仮定します。

時点T+1で治療を受ける場合

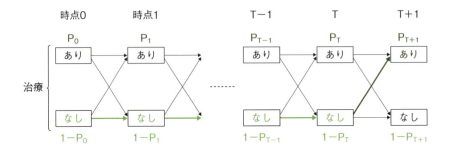

図 5-5　重みの計算方法

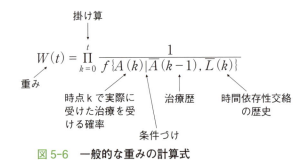

図 5-6　一般的な重みの計算式

　これを一般的な式で書くと，図 5-6 のようになります[11]。まず，時点 k で実際に受けた治療を受ける確率は，時点 k−1 までの治療歴と時点 k までの時間依存性交絡因子の「歴史」で条件付けられた回帰モデルによって計算できます。その確率の逆数をとって，時点 0 から時点 t まですべて掛け算することで重みは計算できる，ということをこの計算式は意味しています。時点 0 での時間依存性交絡 L（0）はベースラインの交絡因子を含んでいます。治

療歴と時間依存性交絡の「歴史」をいつから考慮するかは，それぞれの臨床的疑問により異なります．当日の治療に影響するのは2日前の治療からと仮定すれば，2日前からの治療歴をロジスティック回帰に投入することになります．

> [T医師] すごい式が出てきましたね……．
>
> [Y教授] そうですね～，パッと見ると驚かれるかもしれませんが，このような式は概念を理解する方が大切です．式の意味するところを押さえてください．
>
> [T医師] う〜ん，数式で見るとドン引きしますけど，言葉で説明されれば式の意味がわかる気がします．
> 要は，治療開始が全員同じである場合は，ベースラインの交絡因子だけを調整すればよいけど，時間依存性治療と時間依存性交絡が存在している状況では，いつの時点で治療が開始されるかわからないし，治療によって時間依存性交絡因子の値も変化するから，治療歴と時間依存性交絡因子の「歴史」を調整することが重要，ということですよね？
>
> [Y教授] 大正解ですね！　そこまで理解できれば十分です．

(2) 安定化 (stabilization)

重みには2つのタイプが存在します．**非安定化重み** (unstabilized weight) と**安定化重み** (stabilized weight) の2つです．

非安定化重みは，(1) で作成したそのままの重みであり，実際に受けた治療の条件付き確率の逆数を，前回までの治療歴と時間依存性交絡因子の「歴史」から算出しています．一方，安定化重みは，実際に受けた治療の条件付き確率を前回までの治療歴とベースラインの交絡因子（時間非依存性交絡因子）のみで算出し，これを (1) で作成された重みに掛けることで作成します（図 5-7）．

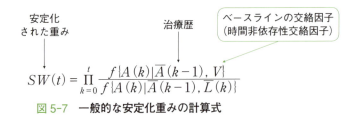

図 5-7　一般的な安定化重みの計算式

安定化（stabilization）をする理由は，分散が小さくなり，信頼区間が狭くなり，重みの正確性が向上するからです[9]。一般的には安定化重みが推奨されています。安定化しない MSM-IPW では症例数が 2 倍に膨らみますが，安定化することにより元々の症例数と同じ（または近い）人数に戻ります。

> [T医師] う〜ん。重みをつけることで患者数が 2 倍になるのは，現実のアウトカムと反実仮想アウトカムの両方が存在するからですよね？
>
> [Y教授] そうです。察しが良いですねえ。
>
> [T医師] それをまた元に縮めるんですか？　なんとも不思議ですが。。。
>
> [Y教授] これだけをみるとなんだか無駄なことをやっている気持ちになりますが，本当はもっと深い意味があります。
>
> [T医師] 分散と信頼区間のことですか？
>
> [Y教授] それもありますが，重みの正確性が向上する，というのが大きなポイントです。

例えば，ある患者の傾向スコアが 0.0001 の場合，その逆数は 1/0.0001 = 10,000 となります。この 1 人が 10,000 人分もの影響をもつことになり，ばらつきが非常に大きくなってしまいます。安定化することで，重みを小さな範囲にとどめられます[1,8]。

筆者らの論文[13]における重みの分布を表 5-1 に示します。

表 5-1 において，非安定化重みの分布は，平均値が 9.7，最小が 1.0，最大が 607.4 です。このままの重みですと，最も重みが大きい患者は 607.4 人分も

表 5-1 重みの分布

	症例数	平均値/中央値	標準偏差	最小値	1パーセンタイル値	99パーセンタイル値	最大値
非安定化重み	13486	9.7/1.1	39.7	1.000	1.000	175.243	607.413
安定化重み	13486	1.0/0.2	0.99	0.142	0.221	1.667	3.806
最終的な重み（安定化重み×打ち切りの重み）	13486	1.0/1.0	0.25	0.141	0.226	1.792	4.678

の重みが与えられ，コホート全体にも大きな影響を与えてしまいます。一方，安定化重みの分布をみると，最小が0.142，最大が3.806に範囲が狭くなっています。最大でも約3.8人分の重みになっていますので，ばらつきは少なくなっています。これが安定化することの大きな意義といえます。

T医師 そうか～安定化することで集団全体の重みを整えてあげているのですね？

Y教授 その通りです。

T医師 どこの世界でもoutlier（外れ者）って扱いが難しいなぁ……。これで重みの作成って終わりですか？

Y教授 残念ながら，まだです。

T医師 え～。。。。

Y教授 T先生の研究では，観察期間の途中で追跡できなくなってしまった患者はいませんか？

T医師 います。ちょうどその人たちの扱いをどうすればよいか，質問しようと思っていたところです。

Y教授 実は，そのいなくなってしまった患者たちの重みを別に作成することで対処できるんです。

T医師 おお～～!!

(3) 打ち切りの重み (censoring weight) の作成

　筆者らの論文[13]では，アウトカムは 28 日死亡でした．28 日目以降に生存退院した患者は，28 日の時点で生存していたことは明らかです．ところが，ある程度状態が良くなった患者は，28 日目よりも前に，リハビリ病院などに転院することがあります．転院先での情報が得られない場合，28 日目のその患者の生死はわかりません．

　つまり，その患者の追跡は退院時に終了するので，**打ち切り (censoring)** となってしまいます．もしかしたら転院先で状態が変化して死亡しているかもしれませんし，そのまま元気にリハビリしているかもしれません．打ち切り後に状態が変化することは十分予想されます．

　打ち切りになることとその後の予後が関連する場合を，**情報のある打ち切り (informative censoring)** といいます．情報のある打ち切りを解析から除くことは，選択バイアスのもととなってしまいます．一般的にはその対処方法に難渋しますが，MSM-IPW を使用する利点はここにも存在します．**打ち切りの重み (censoring weight)** を作成することで，情報のある打ち切りによる選択バイアスを制御できます[1,14]．

　打ち切りの重みの作成方法は (1)(2) の治療の重み作成で行った手順とほぼ同じです．時点 k で打ち切りとならない確率を，時点 (k−1) までの治療歴と時間依存性交絡因子の「歴史」と時点 (k−1) まで打ち切りされていない歴史から求めます．その確率の逆数をとって，時点 0 から時点 t まですべて掛け算することで重みとすればよいのです．打ち切りの重みも安定化されることが多いです．

　最終的な重み (overall weight) は，治療の重みと打ち切りの重みを掛け算して得られます．

「最終的な重み」=「治療の重み」×「打ち切りの重み」

(4) 作成された重みの正確性の確認

表5-1をもう一度参照してください。最終的な重みは，平均が1.0，中央値も1.0，標準偏差が0.25，最小が0.141，最大が4.678です。平均は1に近く，標準偏差も小さく，範囲も狭いため，重みの正確性は高いと判断できます。

このように重みの分布をみることで，その研究の重みの正確性，つまりIPWが信頼に足るものかどうかがわかります。MSM-IPWが用いられた論文を読む際には，本文中または付録（appendixやsupplement）のなかで，重みの分布を確認するべきです。また，重みの分布が良くても（平均が1に近く，範囲もそこそこ狭い），やはり分布の端は極端に大きい値や小さい値になりますので，感度分析でtrimming（端を切り捨て），もしくはtruncation（特定の基準値より小さいまたは大きい端の値を，その基準値で置換）していることがあります。例えば，99パーセンタイル，95パーセンタイル，90パーセンタイルで両端を変更する，もしくは切り捨てるなどの方法が取られます[10]。どのパーセンタイルを選択するかは，バイアスと分散のトレードオフです。両端を変更（切り捨て）すればするほど，重みの範囲は狭くなり，分散・信頼区間は狭くなりますが，それだけ効果推定を誤る可能性が高まります。

(5) アウトカムモデルの作成

重みを正確に作成することで，ベースラインの交絡因子や時間依存性交絡因子の影響がない擬似集団が作られます。交絡の除去された擬似集団にアウトカムモデルを当てはめることで，求めたい治療効果（因果効果）が算出されます。

筆者らの論文[13]では，重み付けCox回帰モデル（weighted Cox regression model）を当てはめています。また，IPWを使用した場合，同じ患者が（重みを付けられて）何人も出てくるので，これを考慮するために，95％信頼区間を計算する際に，**頑健分散推定量**（robust variance estimators）を使用し

ました。

(6) 解析のタイプの決定

　時間依存性交絡因子を考慮したMSM-IPWの論文において，解析のタイプは，①intention-to-treat（ITT）解析，②as-treated解析，③per-protocol解析の3つが存在します。これはランダム化比較試験と同じです。

1）Intention-to-treat（ITT）解析

　ITT解析は，重みの計算上，一度治療を始めたら，その患者は研究期間を通じてその治療を受け続ける，という仮定をおいています。ITT解析が一般的に推奨されていますが，その理由は，重みの計算や交絡因子の調整がシンプルだからです[15-18]。

　ITT解析では，治療開始確率を求めるだけでよいことになります。さらにランダム化比較試験で行うデータ解析の特徴に似ていて，治療効果があるときはその効果を控えめに算出し，効果がないときはその効果通りの結果を算出してくれるため，「保守的な評価（conservative estimation）」となります。

　さらに重要なことは，ITT解析を行えば，治療開始時点の交絡因子がすべて正確に測定されており，その交絡因子が治療の重みの分母に組み込まれている限り，未測定交絡因子（unmeasured confounding factor）がないという仮定を満たすことができます。

　しかしながら，ITTでの効果推定は，患者が実際に受けた治療の効果ではなく，治療開始の効果を推定しているだけであることに注意が必要です。治療開始後の治療からの逸脱（attrition），すなわち治療群に割り付けられたのに実際は治療を受けなかったなどの症例があまりにも多いと，ITT解析で推定した治療効果は真の治療効果からかけ離れたものとなります[19]。

　筆者らの論文[13]では，治療が気管切開術であり，一度それを受けるとしばらくその状態から逸脱することはないので，この点の問題はないといえます。

2）As-treated解析[15]

　As-treated解析においては，治療を受けている期間は治療群，治療を受け

ていない期間は非治療群として解析されます。したがって、治療を中止もしくは変更した場合も含まれます。この場合の信頼性は、正確に交絡因子と多段階の治療 (multi-phase treatment) の関係をモデル化できるかにかかっています。

時間依存性交絡因子の影響は、治療を開始するときと、治療を中止するもしくは継続するときでは、多くの場合異なります。しかしながら、多くの場合、治療開始後に治療を変更する際の時間依存性交絡因子は記録されていません。そのため、正確に多段階の治療効果を算出するのは難しいと考えられています。

3）Per-protocol 解析

Per-protocol 解析とは、実際に治療に従った患者を比較する解析のタイプです。初期の治療から逸脱した患者は、治療逸脱の際に打ち切りされます。この人工的な打ち切りは選択バイアスを生み出す可能性がありますので、as-treated 解析と同様に多段階の治療とみなして時間依存性交絡因子を補正する必要があります。

筆者らの論文[13]では、ITT 解析を用いています。以上のように (1)～(6) のステップを経た結果、重症熱傷患者における気管切開術の 28 日死亡率に対する調整後ハザード比は 0.73（95％信頼区間 0.39-1.34）と求めることができました。

> [Y教授] 時間依存性交絡と周辺構造モデルの概念は非常に難しいと思いますが、少しはわかっていただけましたでしょうか？
>
> [T医師] はい、なんとなくわかったような、でもまだまだわからない部分もたくさんありますので、これからもっと論文を読んで勉強してみたいと思います！
>
> [Y教授] それはとてもうれしい言葉です。T先生の今後の勉強意欲を駆り立てることが、何より指導者である私の目指すところですから。

第5章のまとめ

- 臨床疫学研究において，治療の多くは時間依存性であり，時間依存性交絡因子は過去の治療（時間依存性治療）に影響を受ける。
- 時間依存性治療と時間依存性交絡因子の存在下では，通常の解析方法では結果にバイアスが入る。
- 時間依存性治療と時間依存性交絡因子の対処にはG-methodsを使用する。
- G-methodsの一つである周辺構造モデルとは，潜在アウトカムという概念を使用した擬似集団全体での回帰モデルのことである。
- 擬似集団の作成には逆確率重み付け法を用いる。
- 擬似集団を作成することで，ベースラインの交絡因子（時間非依存性交絡因子）および時間依存性交絡因子の影響を除去できる。
- 重みの正確性が高ければ，逆確率重み付け法は信頼でき，周辺構造モデルのバイアスが小さい。
- 交絡の除去された擬似集団に当てはめるアウトカムモデルにより，求められる治療効果が決まる。重みの作成の後には，重み付け回帰モデルを適用する。

（土谷飛鳥）

Reference

1) Hernán MA, Brumback B, Robins JM. Marginal structural models to estimate the causal effect of zidovudine on the survival of HIV-positive men. Epidemiology 2000; 11: 561-70.
2) Kirchgesner J, Lemaitre M, Carrat F, et al. Risk of serious and opportunistic infections associated with treatment of inflammatory bowel diseases. Gastroenterology 2018; 155: 337-46. e10.
3) Tam-Tham H, Quinn RR, Weaver RG, et al. Survival among older adults with kidney failure is better in the first three years with chronic dialysis treatment than not. Kidney Int 2018; 94: 582-8.
4) Mansournia MA, Etminan M, Danaei G, et al. Handling time varying confounding in observational research. BMJ 2017; 359: j4587.
5) Schisterman EF, Cole SR, Platt RW. Overadjustment bias and unnecessary adjustment in epidemiologic studies. Epidemiology 2009; 20: 488-95.
6) Greenland S. Quantifying biases in causal models: classical confounding vs collider-stratification bias. Epidemiology 2003; 14: 300-6.
7) Naimi AI, Cole SR, Kennedy EH. An introduction to g methods. Int J Epidemiol 2017; 46: 756-62.
8) Robins JM, Hernán MA, Brumback B. Marginal structural models and causal inference in epidemiology. Epidemiology 2000; 11: 550-60.
9) Hernán MA, Robins JM (2019). Causal Inference. Boca Raton: Chapman & Hall/CRC, forthcoming.
10) Cole SR, Hernán MA. Constructing inverse probability weights for marginal structural models. Am J Epidemiol 2008; 168: 656-64.
11) Fewell Z, Hernán MA, Wolfe F, et al. Controlling for time-dependent confounding using marginal structural models. Stata J 2004; 4: 402-20.
12) Choi HK, Hernán MA, Seeger JD, et al. Methotrexate and mortality in patients with rheumatoid arthritis: a prospective study. Lancet 2002; 359: 1173-7.
13) Tsuchiya A, Yamana H, Kawahara T, et al. Tracheostomy and mortality in patients with severe burns: a nationwide observational study. Burns 2018; 44: 1954-61.
14) Hernán MA, Brumback B, Robins JM. Marginal structural models to estimate the joint causal effect of nonrandomized treatments. J Am Stat Assoc 2001; 96: 440-8.
15) Platt RW, Brookhart MA, Cole SR, et al. An information criterion for marginal structural models. Stat Med 2013; 32: 1383-93.
16) Neugebauer R, Fireman B, Roy JA, et al. Dynamic marginal structural modeling to evaluate the comparative effectiveness of more or less aggressive treatment intensification strategies in adults with type 2 diabetes. Pharmacoepidemiol Drug Saf 2012; 21 Suppl 2: 99-113.

17) Cain LE, Robins JM, Lanoy E, et al. When to start treatment? A systematic approach to the comparison of dynamic regimes using observational data. Int J Biostat 2010; 6: Article 18.
18) Yang S, Eaton CB, Lu J, et al. Application of marginal structural models in pharmacoepidemiologic studies: a systematic review. Pharmacoepidemiol Drug Saf 2014; 23: 560-71.
19) Cain LE, Cole SR. Inverse probability-of-censoring weights for the correction of time-varying noncompliance in the effect of randomized highly active antiretroviral therapy on incident AIDS or death. Stat Med 2009; 28: 1725-38.

第6章

感度分析
— 見方を変えれば姿が変わる？

若手研究者M：教授，今取り組んでいる研究の統計解析結果が出たので見ていただけますか？ 2つの異なる統計解析手法を試みたのですが，結果がまるで逆方向になっています。どちらが正しい結果なのか，わかりません。

Y教授：うーん，それは大変だね。細かく見てみないと，どちらが正しいかはわからないし，ひょっとすると両方とも間違っているかもしれない。

研究者M　えっ，そんな殺生な……。

Y教授　ひとつ，例え話をしよう。君はこの物体がどんな形に見えるかね？

研究者M　どう見ても円です。

Y教授　では，この物体はどんな形に見える？

研究者M　どう見ても長方形です。

Y教授　では，この物体は？

研究者M　円柱です。

Y教授　3つとも，君は同じ物体を観察していたのだ。物体の真の姿は円柱。それに真上から光を当てた影を見れば円，真横から光を当てた影を

> 見れば長方形。
>
> 研究者M 確かに……。
>
> Y教授 この例は極端だけれども，どんな物でも見方を変えれば見える姿も変わってくる。少し見方を変えただけで見える姿が大きく異なる場合，それは真の姿が見えていないということだ。
>
> 研究者M ……。

1 感度分析とは

「完璧な研究はない。あるのは不完全な研究だけである」——臨床研究に関する格言です[1]。論文を読む際には，研究の不完全の程度が許容できるものかどうか，読者が判断する必要があります。

研究結果の確からしさは，研究方法や統計モデルに依存します。同じ内容の研究でも，研究方法（対象者の組み入れ基準，各変数の定義，曝露/介入の定義，アウトカムの定義など）が異なれば，結果は微妙に異なるでしょう。また，すべての統計モデルは一定の仮定に基づいており，統計解析の結果の確からしさは，その仮定がどの程度妥当であるかに依存します。

感度分析（sensitivity analysis）とは，研究方法や統計モデルを変更することによって，結果がどのような影響を受けるかを検討する分析です[2]。ここでいう「感度」は，「研究方法や統計モデルの変更に反応して結果がどのくらい敏感に変化するか」を指します。感度分析の結果が主解析と一致するかほぼ同じであれば，得られた結果は「頑健である（robust）」といえます。一方，研究方法や統計モデルを少し変更しただけで結果が大きく変化してしまうような研究は，確からしいとはいえません。

簡単な例を1つ挙げます。がんに対してA薬とB薬の効果を比較する研究で，主解析ではアウトカムとして5年以内のすべての死亡を採用したとしま

す。このとき，A薬とB薬の5年死亡率はともに20%（200/1,000）であり，A薬はB薬と同等であると結論づけられたとしましょう。ここで，死亡の原因と時期を分解して見てみます。図6-1の左側に示すように，死亡の原因と時期がA薬とB薬でほぼ同じであれば，A薬とB薬は同等といっても問題ないでしょう。しかし，右側のように両者で全く異なっていたら，A薬とB薬が同等であるという結論は正しいとはいえません。アウトカムをがんの再発による死亡のみに変更してみると，結果は大きく変わってしまいます。同様に，「5年以内」を「3年以内」に変えただけでも結果は大きく変わってしまいます。このように，方法の変更に対する結果の変化の程度を検証することを通じて結果の確からしさを検討することが，感度分析の要点です。

観察的疫学研究報告の質改善のための声明（STROBE）のなかでも，感度分析は報告すべき項目の一つに挙げられています。「感度分析は他の解析方法や仮定に基づいて研究を実施しても主要な結果に変わりがないかどうかを調べるのに有益である」とされています[3]。この章のゴールは，①さまざまな感度分析の方法や考え方を理解すること，②感度分析を行っている臨床研究論文を読むうえで気をつけるポイントについて理解を深めること，の2点です。

	5年以内の全死亡
A薬	200
B薬	200

A薬

死亡の原因	1年以内	2～3年	4～5年
化学療法の合併症	60	10	15
がんの再発	20	40	30
その他	5	10	10

B薬

死亡の原因	1年以内	2～3年	4～5年
化学療法の合併症	65	20	10
がんの再発	15	30	35
その他	5	10	10

A薬

死亡の原因	1年以内	2～3年	4～5年
化学療法の合併症	120	20	10
がんの再発	5	10	10
その他	5	10	10

B薬

死亡の原因	1年以内	2～3年	4～5年
化学療法の合併症	5	10	10
がんの再発	20	50	80
その他	5	10	10

図6-1　死亡の原因と時期の分解

2 感度分析で検討される項目

　感度分析で検討される項目として，①対象集団の定義，②曝露群と対照群の定義，③アウトカムや調整変数の定義，④未測定交絡，⑤統計解析手法，⑥欠測データなどが挙げられます（表6-1）[4,5]。

　もちろん，これらすべての項目で感度分析を検討することが求められるわけではありません。それぞれの研究で，特に問題が生じていると思われる項目や結論に与える影響が大きいと考えられる項目を吟味することが重要でしょう。

表6-1　感度分析で検討される項目

	感度分析の一例
対象集団の定義	・研究対象者の組み入れ基準を変更する。
曝露群と対照群の定義	・誤分類（misclassification）の問題に対処するために，曝露群の定義（回数，量，期間など）を変更する。 ・対照群の定義を未治療群だけでなく，他の治療群に変更する。
アウトカムや調整変数の定義	・曝露からアウトカム発生までの誘導期間（induction period）と潜伏期間（latent period）の定義を変える。 ・アウトカムの測定期間を変更する（例：30日→90日）。 ・アウトカムの定義を拡張する，または狭める（例：心筋梗塞のみ⇄すべての心血管系イベント）。
未測定交絡	・未測定交絡の影響を定量化する。 ・未測定交絡の存在割合とアウトカムに与える影響を仮定したうえで観察された結果がどのように変化するか確認する（array approach）。 ・研究で得られた結果を関連がない方向に導く未測定交絡の影響する度合いがどれくらいであるかを定量化する（rule-out approach）。
統計解析手法	・異なる統計解析手法で解析する（例：従来の回帰分析と傾向スコア分析の比較）。 ・解析で用いる変数の取り扱い方を変更する。
欠測データ	・欠測データを考慮した解析を行う。

3 さまざまな感度分析

(1) 対象集団の定義に対する感度分析

対象集団への組み入れ基準が変われば，結果が変わる可能性があります。対象集団への組み入れ基準をある程度変更しても主解析と同様の結果が得られることを，感度分析で確認する場合があります。

研究例1　ピオグリタゾンと膀胱がんの関連

チアゾリジン系の経口血糖降下薬であるピオグリタゾンの使用による膀胱がん発生の可能性が示唆されています。イギリスのプライマリーケア・データベース（CPRD）を用いて，ピオグリタゾンと膀胱がんの関連を調査する研究[6]が行われました（註：この文献6はこの章を通じて何度も引用します）。

対象集団として，40歳以上でかつインスリン製剤以外の血糖降下薬で治療を開始された患者が，2型糖尿病と定義されました。以前に膀胱がんの診断を受けた患者などは除外されました。

ピオグリタゾンを使用したグループと，その他の血糖降下薬を使用したグループの間で，曝露1年以降の膀胱がんの発症というアウトカムをCox回帰で比較しました。膀胱炎や結石などの既往は調整変数として利用されました。

感度分析では，以前に膀胱がんの診断を受けた患者のみでなく，膀胱炎や結石などの既往があった者も除外して，主解析と同様の分析を行い，結果を比較しました。主解析の結果は，ハザード比1.63〔95％信頼区間（CI）：1.22-2.19〕で，ピオグリタゾンの使用と膀胱がん発生に有意な関連があるという結果になりました。感度分析でも，ハザード比1.73（95％CI：1.27-2.35）と同様の結果でした。

(2) 曝露群と対照群の定義に対する感度分析

リアルワールドデータ（イントロダクション参照）を用いた臨床研究では，「ある薬剤を使用した患者」を曝露群と定義すると，誤分類（misclassification）を生じる可能性があります。例えば「6カ月間にある薬剤を1回以上処方された患者」と定義した場合，実際のところ，たった1回の処方履歴のみでは処方された薬剤が使用されていないかもしれません。例えば「6カ月以内にある薬剤が4回以上処方された患者」と再定義した感度分析を行ってもよいでしょう。また，「6カ月以内」から「12カ月以内」に曝露の期間（time window）を変更した感度分析を行ってもよいでしょう。

文献6の主解析では，ピオグリタゾンを「6カ月間に1回以上処方された患者」が曝露群と定義されました。感度分析では曝露群を「12カ月以内に4回以上処方された患者」と再定義し，主解析と同様の結果（ハザード比1.76, 95％CI：1.29-2.39）が導き出されました[6]。

対照群の定義を変更した感度分析が行われることもあります。対象となる薬剤を使っていない集団（nonusers）以外にも，「最近の使用者（recent past users）」，「遠い過去の使用者（distant past users）」，「類似治療の使用者（users of similar treatments）」などを対照群に設定することも考えられます[5]。定義を変えることでアウトカムとの関連が変化するようであれば，交絡などのバイアスの存在を示唆する手掛かりとなります[5]。

(3) アウトカムや調整変数の定義に対する感度分析

曝露からアウトカムが発生するまでの間の誘導期間（induction period）やアウトカムが発生した後にそれが同定されるまでの潜伏期間（latent period）の定義を変える，という感度分析もあります。他にも，30日以内死亡を90日以内死亡に延長する，心筋梗塞のみのアウトカムをすべての心血管系イベントに拡張する，などの感度分析が行われる場合があります。

文献6の主解析では，曝露からアウトカムが発生するまでの誘導期間を1

年と設定しました。つまり、曝露1年以内に発生した膀胱がんは曝露と無関係の膀胱がん発生とみなされ、アウトカムには加えられませんでした。この誘導期間の不確かさを考慮するために、誘導期間を0年（なし）と2年にした感度分析が行われました[6]。

(4) 未測定交絡因子に対する感度分析

未測定交絡因子がアウトカムに及ぼす影響を定量化することも、感度分析の一つです。Array approach と rule-out approach があります[7]。インターネットで公開されている Excel のスプレッドシートを用いて比較的簡単に実施できます[8]。

1) Array approach

未測定交絡因子の存在割合とアウトカムに与える影響の強さを仮定し、その未測定交絡因子を調整したら観察された結果がどのように変化するか確認する方法です。

> **研究例2** 抗 TNF 製剤と重症感染症の関連

デンマークの市民登録データベースと患者登録データベースを利用して、炎症性腸疾患患者に対する抗 TNF 製剤使用と重症感染症の関連が調査されました[9]。結果は、抗 TNF 製剤使用群では非使用群と比較して重症感染症が有意に増加していました（ハザード比 1.63）。

Array approach によって、未測定交絡の影響を仮定した際のハザード比の変化が確認されました。未測定交絡として「喫煙歴」が挙げられ、抗 TNF 製剤非使用群における喫煙者の割合が 20％ と仮定されました。抗 TNF 製剤使用群の喫煙者の割合を 10～70％ に変化させ（図 6-2 の A）、喫煙歴が重篤な感染症の発生に与える影響（リスク比）を 1.0～5.5 まで変化させました（図 6-2 の B）。このときのハザード比の変化は 3 次元グラフで示されます（図 6-2 の C）。

論文の著者らは、「喫煙などの交絡因子が抗 TNF 製剤使用群で 30％、非使

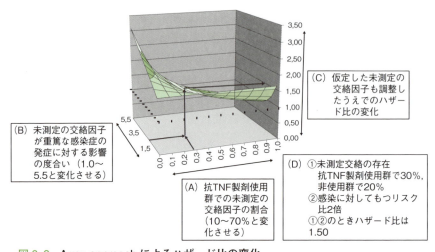

図 6-2　Array approach によるハザード比の変化
（文献 9 の Supplemental material をもとに筆者らが独自に作成）

用群で 20％存在し，喫煙歴による重篤な感染症発生のリスク比が 2 倍であると仮定しても，ハザード比は 1.63 から 1.50 にしか変化しない」（図 6-2 の D）と結論づけています。

Array approach は，本研究における「喫煙歴」のように，「既知であるが測定できなかった交絡因子」の影響を知るために利用されます。既知の交絡因子ならば，各群の存在割合や影響する度合いについての数値を設定しやすいからです。

2）Rule-out approach

統計学的に有意な推定結果が得られたとしても，実際には未測定交絡があって，それを調整できれば有意ではなくなるかもしれません。とはいえ，未測定である以上，実際に調整するのは不可能です。しかし，未測定交絡がどの程度結果に影響するかを定量化することは可能です。その方法が，rule-out approach です。

Rule-out approach も array approach と同様に，未測定交絡因子の対照群と曝露群における存在割合を仮定する必要があります。文献 6 では rule-out

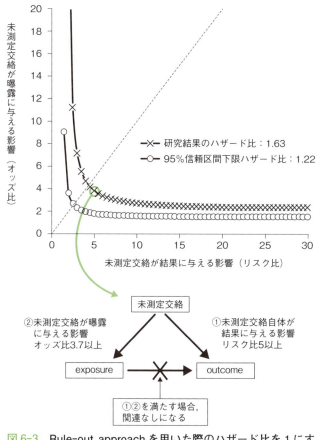

図 6-3 Rule-out approach を用いた際のハザード比を1にする組み合わせ
（文献6のSupplemental materialをもとに筆者らが独自に作成）

approach が用いられました。集団全体での未測定交絡の存在が20％，集団全体のピオグリタゾンの曝露割合を7.3％と仮定します。未測定交絡が曝露と結果のそれぞれに与える影響は，図6-3のようになります。横軸は未測定交絡が結果に与える影響，縦軸は未測定交絡が曝露に与える影響です。上のグラフは，研究結果で求められたハザード比の点推定値1.63が，ハザード比1（関連なし）に変化してしまうような縦軸と横軸の組み合わせの推移を示し

ます。下のグラフは，研究結果で求められたハザード比の95%信頼区間の下限である1.21がハザード比1（関連なし）に変化してしまうような縦軸と横軸の組み合わせの推移を示します。

例えば，緑の丸で示した点は，①未測定交絡が結果に与える影響がリスク比で5倍，かつ，②未測定交絡が曝露に与える影響がオッズ比で3.7倍です。これらを超える数値を満たす未測定交絡が存在すれば，観察されたハザード比1.63は実際のところ1以下であり，有意な結果は覆されることになります。

論文の著者らは，測定できなかった変数（食事習慣，身体活動量，職業曝露，骨盤部照射，がんの家族歴，人種など）が多数存在する可能性はある，としています。しかしながら，これらの交絡因子が曝露（オッズ比で3.7倍以上）とアウトカム（リスク比で5倍以上）の両方に強く関連するとは考えにくいため，得られた結果を覆すほどの影響はないのではないか，と考察しています。

Array approachもrule-out approachも仮定に基づく方法であり，その仮定が正しいかについて証明することはできません[7]。短所として，①1つの2値変数の未測定交絡を想定している，②いくつもの交絡がある場合の交互作用は考慮できない，③測定されている交絡と未測定交絡の間には関連はないという仮定をおいている，などが挙げられます。

3）E-Value

近年，E-Valueという新しい方法が開発されました[10]。Rule-out approachと同様に，因果関係を覆す未測定交絡の曝露と結果に与える影響を測定する方法です。利点は，計算が簡単なこと，未測定交絡の存在割合の仮定をおかなくてもよいこと，未測定交絡の数や交互作用を考慮する必要がないことなどです。

1950年代の研究で，喫煙の肺がんに対するリスク比は10.73倍であるという研究結果が出ました[11]。Fisher検定で有名な統計学者Ronald Fisherはヘビースモーカーで，喫煙と肺がんの因果関係を強く否定する持論を展開しました。喫煙と肺がんの因果関係には，「肺がんになりやすく，かつ愛煙家にな

る遺伝子」が未測定交絡因子として存在するとし，それを調整しないと喫煙と肺がんの因果関係は証明できないと主張したのです。

これは50年以上前の話です。「肺がんになりやすく，かつ愛煙家になる遺伝子」など存在しないのは自明です。しかし，仮に，そのような遺伝子が存在するとした場合，肺がんと喫煙の因果関係を覆すにはどのような条件が必要かを考えてみましょう。

真のリスク比を RR_{true}，観察されたリスク比を RR_{obs}，未測定交絡が曝露に与える影響を RR_{EU}，未測定交絡が結果に与える影響を RR_{UD} とします。このとき以下が成り立ち，これを Cornfield 条件といいます[12]。

① $RR_{EU} > RR_{obs}$ かつ $RR_{UD} > RR_{obs}$ でないと未測定交絡が曝露と結果の因果関係を覆せない

② $RR_{UD} = RR_{obs}$ のとき，$RR_{EU} = \infty$ （$RR_{EU} = RR_{obs}$ のとき，$RR_{UD} = \infty$）

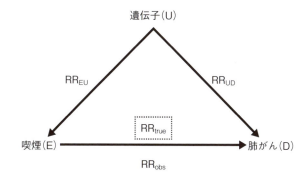

RR_{true}, RR_{obs}, RR_{EU}, RR_{UD} の関係は以下のように表せます[10,13]。

$$RR_{true} \geq RR_{obs} / \frac{RR_{EU} \times RR_{UD}}{RR_{EU} + RR_{UD} - 1}$$

上の式を変形すると，

$$\frac{RR_{EU} \times RR_{UD}}{RR_{EU} + RR_{UD} - 1} \geq \frac{RR_{obs}}{RR_{true}}$$

因果関係を覆すほどの未測定交絡が存在するとき $RR_{true} = 1$ なので，

$$\frac{RR_{EU} \times RR_{UD}}{RR_{EU} + RR_{UD} - 1} \geq RR_{obs}$$

仮に，未測定交絡が曝露と結果の両方に同じ程度の影響を与える場合（$RR_{EU} = RR_{UD}$），上式を変形すると，

$$RR_{EU} = RR_{UD} \geq RR_{obs} + \sqrt{RR_{obs}(RR_{obs} - 1)}$$

この式の右辺は，未測定交絡が曝露と結果の因果関係を覆すのに最低限必要な値であり，この値を E-Value といいます。

喫煙と肺がんと遺伝子の例では観察されたリスク比が 10.73 倍なので，E-Value は

$$10.73 + \sqrt{10.73(10.73 - 1)} = 20.95$$

つまり，仮に喫煙と肺がんの両方に最低でも 20.95 倍影響を与えるような「肺がんになりやすく，かつ愛煙家になりやすい遺伝子」が存在すれば，喫煙と肺がんの因果関係を覆すことができます。

E-Value の利点は，計算が容易，報告と解釈が容易，サンプル数によらない，リスク比以外の尺度でも計算可能，曝露群と対照群における未測定交絡の存在割合の仮定をおかなくてよい，未測定交絡が複数存在しても評価できる，などが挙げられます。欠点は，絶対的なカットオフ値がない，統計学的有意差を認めるときだけしか使用できない，測定誤差や選択バイアスは評価できない，などです。

簡便で仮定のいらない長所がある一方，欠点による限界や誤った解釈の恐れがあると指摘され，定着するにはまだまだ議論の余地がありそうです[14,15)]。

(5) 解析手法に対する感度分析

異なる統計解析手法を用いた結果が一致すれば、結果の確からしさは高まります。例えば、通常の回帰分析と、傾向スコア分析や操作変数法の結果を比較した研究[16]などがあります。

統計解析で用いる変数の取り扱いを変更することで、結果に変化がないかを確認する場合もあります。連続変数で線形の仮定が満たせない場合や、連続変数をカテゴリー化した場合などが挙げられます。

(6) 欠測に対する感度分析

完全ケース分析と多重補完法の結果を比較したり、missing not at random (MNAR) を仮定した場合の感度分析を行うことがあります。詳細は第8章を参照してください。

第6章のまとめ

- 感度分析とは、研究方法や統計モデルを変更することによって、結果がどのような影響を受けるかを検討する分析である。
- 感度分析で検討される項目として、①対象集団の定義、②曝露群と対照群の定義、③アウトカムや調整変数の定義、④未測定交絡、⑤統計解析手法、⑥欠測データがある。
- 未測定交絡因子がアウトカムに及ぼす影響を定量化する感度分析には、array approach、rule-out approach、E-Value がある。

（森田光治良，麻生将太郎，山名隼人）

Reference

1) Meinert CL. Clinical trials: design, conduct, and analysis. New York: Oxford University Press; 1986.
2) Katz MH. Evaluating clinical and public health interventions: a practical guide to study design and statistics: Cambridge University Press, Cambridge, 2010.
3) Vandenbroucke JP, von Elm E, Altman DG, et al. Strengthening the Reporting of Observational Studies in Epidemiology (STROBE): explanation and elaboration. Ann Intern Med 2007; 147: W163-94.
4) U. S. Department of Health and Human Services, Food and Drug Administration, Center for Drug Evaluation and Research (CDER), Center for Biologics Evaluation and Research (CBER). Guidance for Industry and FDA Staff. Best practices for conducting and reporting pharmacoepidemiologic safety studies using electronic healthcare data. 2013.
5) Velentgas, P, Dreyer NA, Nourjah P, et al. eds. Developing a protocol for observational comparative effectiveness research: a user's guide. Agency for Healthcare Research and Quality, Cambridge, MA, 2013.
6) Tuccori M, Filion KB, Yin H, et al. Pioglitazone use and risk of bladder cancer: population based cohort study. BMJ 2016; 352: i1541.
7) Schneeweiss S. Sensitivity analysis and external adjustment for unmeasured confounders in epidemiologic database studies of therapeutics. Pharmacoepidemiol Drug Saf 2006; 15: 291-303.
8) Division of Pharmacoepidemiology & Pharmacoeconomics DoM, Brigham and Women's Hospital and Harvard Medical School. Sensitivity Analysis of confounding 2018.
http://www.drugepi.org/dope-downloads/#Sensitivity Analysis
9) Nyboe Andersen N, Pasternak B, Friis-Møller N, et al. Association between tumour necrosis factor-α inhibitors and risk of serious infections in people with inflammatory bowel disease: nationwide Danish cohort study. BMJ 2015; 350: h2809.
10) VanderWeele TJ, Ding P. Sensitivity analysis in observational research: introducing the E-Value. Ann Intern Med 2017; 167: 268-74.
11) Hammond EC, Horn D. Smoking and death rates: report on forty-four months of follow-up of 187,783 men. 2. Death rates by cause. JAMA 1958; 166: 1294-308.
12) Cornfield J, Haenszel W, Hammond EC, et al. Smoking and lung cancer: recent evidence and a discussion of some questions. J Natl Cancer Inst 1959; 22: 173-203.
13) Ding P, VanderWeele TJ. Sensitivity analysis without assumptions. Epidemiology 2016; 27: 368-77.
14) Ioannidis JPA, Tan YJ, Blum MR. Limitations and misinterpretations of E-Values for sensitivity analyses of observational studies. Ann Intern Med 2019; 170: 108-11.

15) VanderWeele TJ, Mathur MB, Ding P. Correcting misinterpretations of the E-Value. Ann Intern Med 2019; 170: 131-2.
16) Brookhart MA, Rassen JA, Schneeweiss S. Instrumental variable methods in comparative safety and effectiveness research. Pharmacoepidemiol Drug Saf 2010; 19: 537-54.

第7章

生存時間分析における競合リスクモデル
― 死ねば人工呼吸から離脱できる？

若手研究者 M：人工呼吸管理中の患者に用いる鎮静薬 A と鎮静薬 B のうち，どちらが人工呼吸器からの離脱が早いか比べたいと考えています。

Y 教授：なるほど，アウトカムは人工呼吸器からの離脱ですね。ちなみに，いずれかの鎮静薬によって死亡のリスクが高まる可能性はないですか？

研究者 M　その可能性は否定できません。

Y 教授　では，仮に A 群の死亡する割合が高かったら，結果は見かけ上どうなると思いますか？

研究者 M　うーん，亡くなってしまったら人工呼吸器からは離脱することになるので，A 群の人工呼吸器からの離脱は早いという結果になるかもしれません。

Y 教授　その場合，鎮静薬 A は優れているといえるでしょうか？

研究者 M　いいえ，死亡した方が研究のアウトカムに対して有利になってしまうのはおかしいと思います。

Y 教授　それでは，死亡を競合リスクとみなした競合リスクモデルを使ってみたらどうでしょうか？

研究者 M　「競合リスク」ですか？？？

1　生存時間分析とは

本章では，従来の**生存時間分析**（カプランマイヤー法や Cox 回帰分析）に

ついて説明し，さらに**競合リスク（competing risk）**を考慮した生存時間分析について紹介します。

初めに，生存時間分析は「生存時間（survival time）」という言葉が使われているにもかかわらず，生死のみを問題とするわけではありません。コホート研究やランダム化比較試験（RCT）のアウトカムにはさまざまなものがあります。例えば，冠動脈ステント留置後の冠動脈の再狭窄や，がんの再発などがあります。生存時間分析では，各患者が研究に組み入れられてから，アウトカムが発生することなく追跡できている時間を「生存時間」と考えます。なお，アウトカムはイベント（event）やエンドポイント（endpoint）とも呼ばれます。

(1) 発生率およびハザード

コホート研究やRCTでは，アウトカム発生の有無がしばしば興味の対象になります。例えば，院内死亡や30日死亡の有無はよく利用されるアウトカムです。しかし研究によっては，「アウトカムが発生するまでの時間」が興味の対象になることがあります。例えばがんの再発は，同じ「再発あり」でも1年後の再発と3年後の再発では臨床的な意義は異なります。

一般に，ある事象の**発生割合（incidence proportion）**と**発生率（incidence rate）**は明確に区別されます。例えば，5人の患者を1年間追跡した図7-1の例において，死亡の発生割合は「3人（アウトカム発生数）÷5人（対象者の人数）＝0.6（または60％）」です。一方，死亡の発生率は「3人（アウトカム発生数）÷14人年（対象者全員の延べ観察期間）≒0.21（/年）」です。この発生率は，100人を1年観察すれば平均的に21人死亡する，と解釈できます。このように，発生率とは「アウトカムが発生する平均速度」のことを表します。

ハザード（hazard）とは，「アウトカムが発生する瞬間速度」，すなわち「観察期間中のある時点までアウトカムを発生していなかった人々が，その次の瞬間にアウトカムが発生する確率」を意味します。ハザードは一般に時間と

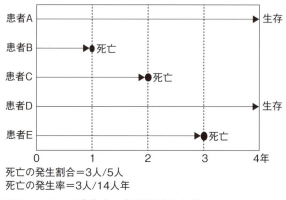

図 7-1　5人の患者を4年間追跡した例

ともに変化します．例えば，日本における20歳の人々の死亡のハザードは非常に低い値です．しかし，年齢が上がるにつれ，死亡のハザードは右肩上がりに高くなります．このハザードを表現する数式を**ハザード関数**（hazard function）と呼びます．

なお，このハザード関数と1対1に対応するのが**生存関数**（survival function）であり，ある時点までに生存している人々の割合（生存割合）を表します．各時点のハザードがわかれば，各時点の生存割合も推定できます．

（2）打ち切りの概念

コホート研究やRCTでは，研究期間終了までにアウトカムが発生しない患者も存在します．また，何らかの理由で研究から脱落し追跡不能となる患者も存在します．これらの患者は**打ち切り**（censoring）として扱われます．打ち切りを受けた患者は「打ち切り時点まではアウトカムが発生しなかったものの，打ち切り時点よりも後でアウトカムが発生する可能性がある」という重要な情報をもっているため，解析から除外してはなりません．

打ち切りには，**ランダムな打ち切り**（random censoring）とランダムでない**打ち切り**（non-random censoring）があります．前者は**情報のない打ち切**

り(non-informative censoring),後者は**情報のある打ち切り**(informative censoring)とも呼ばれます。

　従来の生存時間分析（カプランマイヤー法，Cox回帰分析）では，ランダムな打ち切りを仮定しています。「打ち切りを受けた患者は（その後観察できないにしても）観察を継続できている患者とアウトカムの発生率がその時点で同じである」という仮定です。ランダムな打ち切りの典型例としては，研究期間終了や，地域住民のコホート研究における転居が挙げられます。ランダムでない打ち切りについては，競合リスクを考慮した分析方法のところで詳述します。

(3) カプランマイヤー法

　カプランマイヤー〔Kaplan-Meier（KM）〕法は，ある時点までに生存している者の割合（生存割合）を表す生存関数を曲線として表現する方法です。図7-2に，一般公開されているデータ（The Gehan-Freirich Survival Data[1]）を使って作成したカプランマイヤー曲線を示します。このデータは，急性白血病患者に対しある治療を行った介入群21人と対照群21人の，白血病の寛解状態から（研究上のアウトカムである）再発を起こすまでの時間に関する情報を含みます。

　図7-2において横軸は観察期間を表し，縦軸は生存割合（この研究では無再発割合）を表します。時間とともにアウトカムが発生し，無再発割合が階段状に下がっています。介入群に比べ，対照群では早い段階から無再発割合が下がっています。①に示すような，所々に上に伸びている「ヒゲ」は，その時点で打ち切りが発生したことを意味します。②に示す「Number at risk」とは，各時点の追跡対象者数を意味します。観察期間が長くなるにつれ，アウトカムや打ち切り発生により追跡対象者数は少なくなっています。

　カプランマイヤー法に関連して，2つ（以上）の群の生存時間を比較する方法は以下のようにいくつかあります。なお，これらは単純な群間比較ですので，交絡因子の影響が考慮されていないことに注意が必要です。

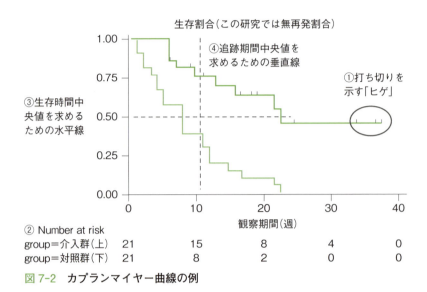

図 7-2 カプランマイヤー曲線の例

[**生存時間中央値**(median survival time)]：③に示すように，生存割合 0.5（50％）を意味する水平線とカプランマイヤー曲線が交わる点の観察期間が，生存時間中央値に相当します。介入群が約 23 週，対照群が約 8 週であることがグラフから読みとれます。ただし，多くの人々が生き延びている研究（生存割合 0.5 となる時点が生じない研究）ではこの値を求めることはできません。その場合には，25％点や 10％点など，臨床的に意味のある他の分位点が比較されることもあります。

[**追跡期間中央値**(median follow-up)]：④に示すように，研究対象者全員の追跡期間の中央値（このデータでは 10.5 週）の時点における生存割合（この研究では無再発割合）が，追跡期間中央値に相当します。介入群が約 0.75，対照群は約 0.38 であることがグラフから読みとれます。

[**ログランク検定**(log-rank test)]：2 群の生存時間の分布に全体として違いがあるか統計学的に検定する方法です。図 7-2 のデータにおいては $P<0.001$ と 2 群間に有意な差がありました。ただし，この検定では 2 群間の違いの大きさまではわかりません。

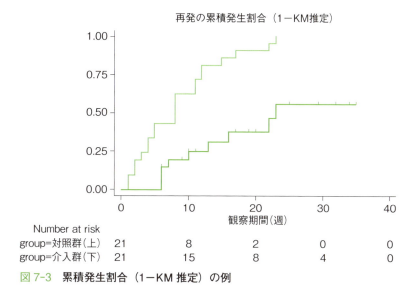

図7-3 累積発生割合（1−KM 推定）の例

　最後に，**累積発生割合（1−KM 推定）** の概念について紹介します。累積発生割合（1−KM 推定）は，カプランマイヤー法で推定した生存割合を1から引いたものを意味します。図7-2の作成に用いたデータを用いて累積発生割合（1−KM 推定）を求めグラフにしたものを図7-3に示します。グラフは累積発生割合0からスタートし，観察期間とともに上昇します。図7-2と図7-3は同じ事実を示しています。

(4) Cox 回帰分析

　生存時間を扱うことができる多変量回帰モデルとして，ポアソン（Poisson）回帰モデルと Cox 回帰モデルがよく用いられます。ポアソン回帰モデルは発生率（アウトカムが発生する平均速度）を扱うのに対し，Cox 回帰モデルはハザード（アウトカムが発生する瞬間速度）を扱います。ここでは，後述の競合リスクを考慮した分析方法につながる Cox 回帰モデルについて説明します。

上述の通り，ハザードは時間とともに変化し，このハザードを表現する数式をハザード関数と呼びます。2つ（以上）の群を比較する場合には，各群のハザードの比である「**ハザード比（hazard ratio）**」に注目します。Cox回帰モデルは，ハザードそのものは時間とともに変化したとしても，ハザード比が時間とともに変化しないことを仮定します。これを**比例ハザード性の仮定（proportional hazards assumption）**といいます。このためCox回帰モデルは比例ハザードモデルと呼ばれることもあります。

　比例ハザード性の仮定が適切かどうかは，**二重対数プロット（log-log plot）**や**シェーンフィールド残差（Schoenfeld residual）**という方法を用いて検討されます[2]。図7-2を作成したデータを用いて二重対数プロットを描出したものを図7-4に示します。2つの線が平行に近いことから，比例ハザード性の仮定が成り立っていることが期待できます。

　図7-2から図7-4までを作成したデータでは，介入群の対照群に対するハザード比は0.22と推定されました。これは，比例ハザード性の仮定のもとでは，どの時点でも2群間のハザード比は0.22であることを意味します。

　一般的なハザード比の解釈方法としては，ハザード比が1より大きい場合，介入群のハザードが対照群に比べて高く，アウトカムが発生しやすいことを意味します。逆にハザード比が1未満の場合，介入群のアウトカムが対照群に比べて発生しにくいことを意味します。図7-2の例では，介入群は対照群に比べてハザードが0.22倍であり，アウトカムが発生しにくいということを意味します。注意すべきは，このハザード比0.22は，実際の生存割合（この研究では無再発割合）の比を示すものではないということです。例えば，図7-2における追跡期間中央値（10.5週）の時点の生存割合は，介入群が約0.75，対照群は約0.38でした。

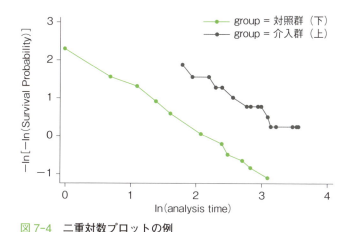

図7-4 二重対数プロットの例

2　競合リスクを考慮した生存時間分析

(1) 競合リスクとは

　コホート研究やRCTにおいて，複数の種類のイベントが発生する可能性があります。興味のあるイベント以外のイベント（競合イベント）が起こることによって，興味のあるイベントが観察できなくなる場合，「**競合リスク (competing risk) が存在する**」といいます[3]。例えば，ある研究で心血管障害による死亡をアウトカムとした場合に，がんによる死亡は競合イベントです。逆に，別の研究でがんによる死亡をアウトカムとした場合に，心血管障害による死亡は競合イベントです（図7-5）。死亡がかかわらなくても，競合リスクが存在する可能性はあります。例えば，維持透析患者における死亡をアウトカムとした研究においては，腎移植により維持透析から離脱することは競合イベントと考えられます[4]。一般的に，競合リスクを考慮するかどうかの判断は，先行研究や臨床医学的な知識に基づきます。

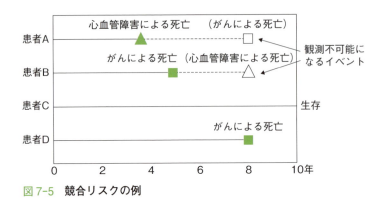

図 7-5　競合リスクの例

　従来の生存時間分析（カプランマイヤー法や Cox 回帰分析）は，ランダムな打ち切りを仮定しています。一方，競合イベント発生による打ち切りは，ランダムでない打ち切りの可能性があります。つまり，競合イベントによる打ち切りを受けた患者と，観察を継続できた患者との間で，アウトカムの発生率が異なる可能性があります。

（2）競合リスクを考慮した生存時間分析

　競合リスクがある場合，どのように対処すればよいでしょうか。まず，複数の競合イベントをまとめて複合エンドポイント（composite endpoint）とする方法があります。例えば，がん領域の研究では，再発と死亡をまとめて複合エンドポイントとすることがあります[5]。また，循環器領域の研究では，心血管死・心筋梗塞・不安定狭心症・心不全・脳卒中などをまとめた主要心血管イベント（major adverse cardiovascular events，MACE）がよく用いられます[6]。複合エンドポイントの設定は，研究の統計学的検出力（power）を増やすことを目的として行われることが多く，ときに批判の的になりますが，競合リスク（の一部）に対処しているという側面もあります。

　統計解析による対処方法としては，「原因別ハザード比」の推定と「部分分布ハザード比」の推定があります[4,7]。表 7-1 に従来の生存時間分析と競合リ

表7-1 生存時間分析における統計手法

解析目的	従来の生存時間分析	競合リスクを考慮した生存時間分析	
		原因別ハザード比の推定	部分分布ハザード比の推定
リスクの推定（グラフの描出）	カプランマイヤー（KM）法による生存割合，または累積発生割合（1-KM推定）	累積発生割合（1-KM推定）	累積発生関数（cumulative incidence function, CIF）
2つ（以上）の群の単純な比較	ログランク検定	ログランク検定	Gray検定
回帰モデル	Cox回帰モデル	原因別Cox回帰モデル	Fine and Grayモデル

スクを考慮した分析方法をまとめます。

1）原因別ハザード比の推定

　競合イベントの発生をランダムな打ち切りとして扱う方法です。2つ（以上）の群の単純な比較のためには，各群の累積発生割合（1-KM推定）を推定して，ログランク検定で比較します。多変量回帰分析として，**原因別Cox回帰モデル（cause-specific Cox regression model）**を用いて原因別ハザード比（cause-specific hazard ratio）を推定します。なおこれらの方法に用いる統計ソフトウエアのコマンドは，従来の生存時間分析（カプランマイヤー法，Cox回帰分析）と同じく，Stataでは*stcox*，Rではcoxph（）関数，SASではLIFETEST procedureとPHREG procedureです。

　累積発生割合（1-KM推定）の解釈は「競合リスクが存在しない仮想的な世界において，興味のあるイベントがある時点までに発生する確率（累積発生割合）」となります。「競合リスクが存在しない」とは，「興味のあるイベントが観測できなくなるような他のイベントが発生しない」ということだけでなく，「競合するイベント同士が独立である」ということも意味します。競合するイベント同士に正の相関がある場合，累積発生割合（1-KM推定）は興味のあるイベントの発生割合を過大評価してしまいます。

　原因別ハザード（cause-specific hazard）は「ある時点までにどのイベント

（興味のあるイベントや競合イベントを含むすべてのイベント）も発生していない場合に，次の瞬間に特定の原因によりイベントが発生する率」として計算され，2群間でこの比をとったものが「原因別ハザード比」です。原因別Cox回帰分析は，2群間の予後の比較（prognostic research）よりも，アウトカムのリスク要因の検討に適した解析方法であるという意見があります[8,9]。

2）部分分布ハザード比の推定

競合イベント発生を打ち切りとして扱わない方法です。競合イベントが発生した患者は，解析上は観察集団に残り続けることにします[4,8]。2つ（以上）の群の単純な比較のためには，各群の累積発生関数（cumulative incidence function, CIF）を推定し，**Gray検定**を行います。交絡因子を調整するための回帰分析には，**Fine and Grayモデル**を用いて**部分分布ハザード比（sub-distribution hazards ratio）**を推定します。なおこれらの解析は，Stataでは*stcurve*，*cif*コマンドおよび*stcrreg*コマンド，Rではcmprskパッケージ，SASではLIFETEST procedureとPHREG procedureを用いて実行できます。

累積発生関数は「研究に組み入れられた人々のなかで，興味のあるイベントがある時点までに発生する確率（累積発生割合）」を意味します。

部分分布ハザード（subdistribution hazard）は「ある時点まで興味のあるイベントを起こしていない場合に，次の瞬間に興味のあるイベントが発生する率」として計算され，2群間でこの比をとったものが「部分分布ハザード比」です。この解析方法は，2群間の予後を比較したい場合には適した解析方法であるという意見があります[8,9]。

3）2つの方法の比較

同じデータに対して「原因別ハザード比」の推定と「部分分布ハザード比」の推定を行った例を紹介します[4]。このデータは，ヨーロッパ腎臓透析移植学会（ERA-EDTA）の維持透析レジストリーに登録されていた73,382人（年齢62.9±15.6歳，男性61.3％）を5年間追跡したデータです。患者が（維持

透析を受けている期間に）死亡したか，腎移植を受けたか，の 2 種類のイベントに注目しています。死亡すると腎移植を受けることはなく，逆に腎移植を受けると維持透析患者として死亡することはないため，この 2 つは競合イベントです。

まず，各方法を用いて追跡 5 年時点での各イベントの累積発生割合を計算したところ，累積発生割合（1−KM 推定）を用いたときには，①死亡 60％，②腎移植 33％，③それ以外 25％でした。一方，累積発生関数（CIF）を用いたときには，①死亡 51％，②腎移植 24％，③それ以外 25％でした。前者は後者に比べ，累積発生割合が過大推定されています。①～③を足し合わせると，前者は 116％（現実的には有り得ない値），後者は 100％です。

次に，年齢と性別のみを曝露因子とみなして，死亡との関係を検討しています。死亡を興味のあるイベントとみなしたとき，腎移植は競合イベントです。男性（対女性）と死亡の関係は，原因別 Cox 回帰モデルによる原因別ハザード比〔95％信頼区間（CI）〕は 1.04（1.02-1.07），Fine and Gray モデルによる部分分布ハザード比（95％CI）は 1.03（0.87-1.23）とほぼ変わりませんでした。これは，男女間で腎移植が発生する頻度がほぼ同じであったためと考えられました。一方，年齢（65 歳以上対 65 歳未満）と死亡の関係は，原因別ハザード比 2.57（2.52-2.63），部分分布ハザード比 3.47（3.39-3.55）となりました。高齢者の方が腎移植を受けにくく，部分分布ハザード比ではこれを加味した結果，ハザード比より大きくなったわけです。

(3) 競合リスクを考慮した研究例

最後に，競合リスクを考慮した研究例を 2 つ紹介します。前者は「原因別ハザード比」の推定を行った研究，後者は「部分分布ハザード比」の推定を行った研究です。

研究例 1 介護老人保健施設入所者の在宅復帰に関連する要因の検討[10]

論文の著者らは，日本の介護給付費実態調査の介護利用者個票データを用

いて，2012年4月～2014年3月に（在宅復帰をすることを目的とした施設である）介護老人保健施設（老健）に入所した342,758人を対象に，在宅復帰に関連する要因を探索しました。老健からの在宅復帰をアウトカムとするとき，死亡，病院への入院，他の介護施設への移動，は競合イベントと考えられます。この研究では，ある曝露因子がある人々とない人々の在宅復帰を比較することが目的ではなく，在宅復帰に関連するリスク要因を探索することが目的であったため，「原因別ハザード比」の推定を行いました。追跡期間中央値は137日で，観察期間中に研究対象者の19%が在宅復帰しました。原因別Cox回帰分析の結果，年齢，要介護度，医学的背景，介護施設の運営形態，施設規模，地域特性，などの要因が在宅復帰と有意に関連していました。

研究例2　心臓外科手術に左心耳閉鎖術を併用した場合の血栓塞栓症に対する効果の検討[11]

　論文の筆者らは，アメリカのメディケア（Medicare）データと心臓外科手術のレジストリーを用いて，2011年1月～2012年6月に冠動脈バイパス術または弁置換/形成術の初回手術を受けた心房細動の高齢者（65歳以上）10,524人を対象として，左心耳閉鎖術が併用された患者（3,892人）と併用されていない患者（6,632人）の血栓塞栓症（脳梗塞，一過性脳虚血発作，全身性塞栓症）による入院の発生を比較しました。この際，死亡は競合イベントと考えられました。この研究の目的は，2群間の予後（血栓塞栓症による入院）を比較することであったため，「部分分布ハザード比」の推定が行われました。追跡期間は平均2.6年であり，全体の5.4%に血栓塞栓症による入院が発生していました（左心耳閉鎖術併用あり群4.2% vs. なし群6.2%）。一方，全体の21.5%に死亡が発生していました（左心耳閉鎖術併用あり群17.3% vs. なし群23.9%）。Fine and Grayモデルを用いた結果，調整済み部分分布ハザード比は0.67（95%CI：0.56-0.81）であり，左心耳閉鎖術の併用は血栓塞栓症を減少させることが示唆されました。

第7章のまとめ

- ハザードは「観察期間中のある時点までアウトカムが発生していなかった人々が，その次の瞬間にアウトカムが発生する確率」を意味する。
- 打ち切りには，ランダムな打ち切り（情報のない打ち切り）とランダムでない打ち切り（情報のある打ち切り）がある。
- カプランマイヤー法とCox回帰では，ランダムな打ち切りを仮定している。
- Cox回帰は，ハザード比が時間とともに変化しないという比例ハザード性の仮定をおいている。
- 興味のあるイベント以外のイベント（競合イベント）が起こることによって，興味のあるイベントが観察できなくなる場合，競合リスクが存在するという。
- 競合リスクを考慮した生存時間分析には，原因別ハザード比の推定と部分分布ハザード比の推定がある。

（森田光治良，岩上将夫）

> Column　臨床知識の寿命はどれくらいか？

　十年一昔とは,「世の中は移り変わりが激しく,10年もたつともう昔のこととなってしまう」(小学館『デジタル大辞泉』より) という意味です。医学は日進月歩で発展が目覚ましいといわれます。医学においても「十年一昔」は当てはまるのでしょうか？　このような疑問に答えるいくつかの興味深い研究結果があります。

　ある研究では,治療の効果(主に薬物治療)を検証したメタ解析(meta-analysis)の7%は結果が発表された時点に,23%は2年以内に,50%は5.5年以内に時代遅れとなることが示されています[12]。メタ解析で得られた結果を覆す新しい科学的根拠が比較的短期間で頻繁に発生していたのです。

　ガイドラインはどうでしょうか？　アメリカの AHRQ guideline とイギリスの NICE clinical guideline を対象にした研究では,5年前後でガイドラインの半分に大規模な改訂が必要であり[13,14],ガイドラインに含まれる各推奨のうち20%が3年で時代遅れとなっていました[15]。

　UpToDate や DynaMed などに代表される5つの臨床系 EBM ツールの更新頻度を調べた研究もあります[16]。更新頻度が頻繁であれば良いツールであることを保証するわけではないものの,更新頻度が最も頻繁なのは DynaMed でした。

　臨床的意思決定に関連する科学的根拠は短期間で変化することを,臨床家はよく認識する必要があるでしょう。

（森田光治良）

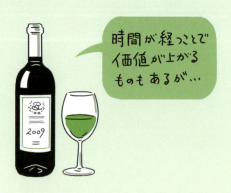

時間が経つことで価値が上がるものもあるが…

Reference

1) Germán Rodríguez. The Gehan-Freirich Survival Data. https://data.princeton.edu/wws509/datasets/#gehan.
2) Hess KR. Graphical methods for assessing violations of the proportional hazards assumption in Cox regression. Stat Med 1995; 14: 1707-23.
3) Pintilie M. Competing risks: a practical perspective. Wiley, West Sussex, 2006.
4) Noordzij M, Leffondré K, van Stralen KJ, et al. When do we need competing risks methods for survival analysis in nephrology? Nephrol Dial Transplant 2013; 28: 2670-7.
5) National Cancer Institute. NCI Dictionary of Cancer Terms. https://www.cancer.gov/publications/dictionaries/cancer-terms/def/dfs.
6) Ferreira-González I, Busse JW, Heels-Ansdell D, et al. Problems with use of composite end points in cardiovascular trials: systematic review of randomised controlled trials. BMJ 2007; 334: 786.
7) Austin PC, Lee DS, Fine JP. Introduction to the analysis of survival data in the presence of competing risks. Circulation 2016; 133: 601-9.
8) Lau B, Cole SR, Gange SJ. Competing risk regression models for epidemiologic data. Am J Epidemiol 2009; 170: 244-56.
9) Andersen PK, Geskus RB, de Witte T, et al. Competing risks in epidemiology: possibilities and pitfalls. Int J Epidemiol 2012; 41: 861-70.
10) Morita K, Ono S, Ishimaru M, et al. Factors affecting discharge to home of geriatric intermediate care facility residents in Japan. J Am Geriatr Soc 2018; 66: 728-34.
11) Friedman DJ, Piccini JP, Wang T, et al. Association between left atrial appendage occlusion and readmission for thromboembolism among patients with atrial fibrillation undergoing concomitant cardiac surgery. JAMA 2018; 319: 365-74.
12) Shojania KG, Sampson M, Ansari MT, et al. How quickly do systematic reviews go out of date? A survival analysis. Ann Intern Med 2007; 147: 224-33.
13) Alderson LJ, Alderson P, Tan T. Median life span of a cohort of National Institute for Health and Care Excellence clinical guidelines was about 60 months. J Clin Epidemiol 2014; 67: 52-5.
14) Shekelle PG, Ortiz E, Rhodes S, et al. Validity of the Agency for Healthcare Research and Quality clinical practice guidelines: how quickly do guidelines become outdated? JAMA 2001; 286: 1461-7.
15) Martínez García L, Sanabria AJ, García Alvarez E, et al. The validity of recommendations from clinical guidelines: a survival analysis. CMAJ 2014; 186: 1211-9.
16) Banzi R, Cinquini M, Liberati A, et al. Speed of updating online evidence based point of care summaries: prospective cohort analysis. BMJ 2011; 343: d5856.

第 8 章

欠測データの取り扱いと多重代入法
— データが欠けている患者は解析から除く？

若手研究者 M：統計ソフトを用いてロジスティック回帰をしたところ，症例数が 200 人から 120 人に減ってしまいました。80 人はどこに行ってしまったのでしょう???

Y 教授：それはきっと，回帰分析に投入した変数に欠測データがあるからでしょう。

研究者 M　えっ?!　そうなんですか？

Y 教授　……（しばらく絶句）……回帰分析をやる前に，各変数の単純集計をやっておきましょう。

研究者 M　……すみません。

Y 教授　この統計ソフトは，欠測データがある症例は自動的に除外するようですね。

研究者 M　まずいでしょうか？

Y 教授　そういう方法を完全ケース分析といいます。完全ケース分析が一概にまずいとはいえませんが，今回の場合は症例の 40% も除外されているので，あまりよくないですね。

研究者 M　どうすればいいでしょう。

Y 教授　まずデータの単純集計をしっかりやって，どの変数に欠測が発生しているか把握することが大事です。欠測がある症例とない症例で，他の変数の分布に違いがあるかどうか，チェックすることも大事です。

研究者 M　はあ。

Y 教授　そのうえで，多重代入法をやるかどうか検討しましょう。

研究者 M　「多重代入法」ですか？　初耳です。

1　欠測データとは？

　臨床疫学研究において，解析に必要なデータのすべてが測定され記録されていることは稀でしょう。介入研究では，予定していた診察日に患者が来院しなかったり，体調不良により検査が実施できなかったりすることで，データが欠測することがあります。

　リアルワールドデータ（real world data, RWD）（イントロダクション参照）を用いた研究においても同様です。例えば，イギリスのプライマリーケアデータベースにおいて，2013 年の時点でデータベースに登録されている人々のうち，約 15％の人々に対して血圧値が，約 20％の人々に対して body mass index（BMI）が過去一度も記録されていませんでした[1]。

　本章では，主に欠測データの分類の仕方と，欠測データを扱うときの統計解析手法について概説します。一般的に欠測データに関する統計解析を行う際，統計家に相談することが推奨されます[2]。一方，近年は欠測データを扱った医学論文を目にする機会も増えていますので，臨床家も最低限の知識はもっておくことが好ましいでしょう。

　なお，欠測データに関する考え方や統計解析手法は，ランダム化比較試験におけるアウトカムの欠測を中心に発展してきた経緯があります[3]。一方，近年では観察研究における曝露因子や交絡因子の欠測データを扱う機会も増えてきており，今後さらに欠測データに関する統計解析手法が発展する可能性があります。

2　記録されていないデータの扱い方

　病院のカルテやデータベースに（研究に必要な）情報が記録されていない場合，そもそも欠測データとみなすか否かについて，変数のタイプ（2 値変数，カテゴリー変数，連続変数）ごとに検討が必要です。

(1) 2値変数の場合

2値変数には，ある疾患の有無，生死，ある疾患の家族歴の有無などが含まれます。臨床疫学研究において2値変数を扱うとき，記録されていないデータを欠測データとはみなさずに研究を進めることがあります。例えば，RWDを用いた研究において，ある疾患に関連する病名がデータベースに入力されている場合にはその疾患は「あり」，データベース内に関連病名が入力されていない場合には「なし」と想定して研究を進めることが一般的です。この場合，その疾患の有無に関する欠測データは存在しないと仮定していることになります。ただし，この仮定によって生じる誤分類（misclassification）の可能性は常に念頭に置く必要があります。

一方，データが記録されていないからといって「なし」と仮定することが適切でない場合もあるでしょう。例えば，カルテレビューによる研究において，心疾患の家族歴の情報がカルテに記載されていた場合には家族歴は「あり」とすることはできても，何も記載がない場合に「なし」と仮定して研究を進めてしまうことは許容されない可能性があります。このときは，「家族歴なし」と明確にカルテに記載されている症例に限って「なし」とし，特に記載がない場合には欠測データとみなす方が適切かもしれません。

(2) カテゴリー変数の場合

カテゴリー変数には，人種，喫煙歴（非喫煙者，喫煙者，元喫煙者），入院患者の退院先（自宅退院，転院，施設退院，死亡退院）などが含まれます。一般的に，カテゴリー変数の情報がカルテやデータベースに記録されていない場合には，記録がない人がどのカテゴリーに属しているか仮定することは難しいため，欠測データとして扱うことが多いでしょう。

ただし，データが記録される背景を十分考慮した結果，記録がない人を特定のカテゴリーに含めることもあるかもしれません。例えば，イギリスのプライマリーケアデータベースにおいては，約半数の人々に対して人種の情報

が記録されていません[1]。これに対し，人種の記録がない人々を白人とまとめて1つのカテゴリーとみなして研究を進めている例がみられます[4]。このような行為が適切かどうかは，研究に用いるデータベースに特有の事情を熟知した臨床家のみが判断できることでしょう。

(3) 連続変数の場合

連続変数には，血圧，BMI，血液検査データなどが含まれます。連続変数の情報がカルテやデータベースに記録されていない場合には，必ず欠測データとして扱うことになります。

以上のように，記録されていないデータを欠測データとみなすか否かは，変数のタイプ，データベースの特徴，データ項目などによります。仮定がデータから検証できない場合には，その仮定を変更した感度分析（sensitivity analysis）を行うことが推奨されます（第6章参照）。

3 欠測データ発生のメカニズム

記録されていないデータを欠測データとみなすのであれば，その欠測データが発生するメカニズムについて考えておくことが，適切な統計解析方法の選択につながります。

欠測が起こるメカニズムとして，一般的に以下の3つの分類が用いられます。

①完全にランダムな欠測：missing completely at random（MCAR）
②ランダムな欠測：missing at random（MAR）
③ランダムでない欠測：missing not at random（MNAR）

これらの名称はまぎらわしく，しばしば混乱を招きます。疫学の専門誌にこれらの区別についての丁寧な解説が掲載されています[5]。以下，具体例を挙げながら説明します。

(1) 完全にランダムな欠測（MCAR）

データの欠測が完全にランダムに発生している状況を「完全にランダムな欠測（MCAR）」と呼びます。例として，普段は来院者全員の血圧を測定・記録しているクリニックにおいて，血圧計が偶然壊れたことで，ある日に来院した患者の血圧を測定・記録できなかったような状況が挙げられます。

(2) ランダムな欠測（MAR）

データの欠測が完全にランダムではないけれども，欠測の理由が（その変数以外の）既知の変数で説明できる状況を，「ランダムな欠測（MAR）」と呼びます。例として，あるクリニックで，心血管障害の既往のある高齢者に対しては積極的に血圧値が記録され，そうでない患者にはあまり記録されていないような状況が挙げられます。

なお，「ランダムな欠測（MAR）」の名称の由来は，「既知の変数で層別すると，それぞれのグループのなかではデータの欠測がランダムに発生していること」からです。上記の例においては，心血管障害の既往の有無と年齢（高齢者と若年者）で来院者を大きく4つのグループに分けたところ，それぞれのグループのなかでは実は血圧値の欠測はランダムに発生していた，というような状況を意味します[5]。

(3) ランダムでない欠測（MNAR）

データの欠測の理由が，その変数自体で説明できる状況を「ランダムでない欠測（MNAR）」と呼びます。例として，あるクリニックで，見た目が太っていたり痩せていたりする患者（つまりBMIが高いことや低いことが予想される患者）に対しては積極的にBMIが記録されており，BMIが正常範囲内の患者にはBMIがあまり記録されていないような状況が挙げられます。

さて，あるデータの欠測メカニズムが上記の3つのうちどれに属するか，

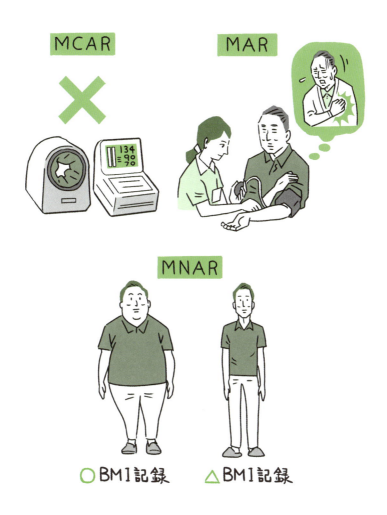

客観的に確定する方法は存在しません。手元にあるデータから唯一できることは、ある変数が欠測している人々としていない人々の2群間で、他の変数の分布を比較することだけです。もし他の変数の分布が大きく異なれば、「完全にランダムな欠測（MCAR）」の可能性は低いでしょう。しかし、他の変数の分布が似通っているとしても、MCARとは断言できません。なぜなら、その変数だけ2群間で偏りがある可能性はあるからです。結局、MCARかど

うか手元にあるデータから確定することはできません。

「ランダムな欠測（MAR）」も「ランダムでない欠測（MNAR）」も，手元にあるデータから客観的に確定する方法は確立されていません。結局，欠測が起こるメカニズムは，データが記録される背景について熟知した臨床家とよく相談し，最も蓋然性の高い仮定をおくことが好ましいでしょう。

4 欠測データに対する統計解析手法

欠測データに対する統計解析手法として，臨床家が知っておくことが望ましいものは，**完全ケース分析**と**多重代入法**です。この2つの他に，平均値補完法（連続変数の場合に，収集できたデータの平均値を求め，すべての欠測データにその値を補完する方法）や last observation carried forward 法（ある変数が時間をおいて何度も測定されるとき，欠測が生じたときの1回前に観察された値で欠測した部分を埋める方法）などもありますが，適切な方法とはいえません。

(1) 完全ケース分析（complete case analysis）

欠測データがある患者のデータを使わず，研究に必要な項目のデータが完全に揃っている患者のみを対象に統計解析を行う方法です。

完全ケース分析は，「完全にランダムな欠測（MCAR）」に対しては妥当な方法であり，本来の曝露因子とアウトカムの関係の推定値が正しく求まります。また「ランダムな欠測（MAR）」に対しても，完全ケース分析により推定値が正しく求まる状況が存在します。例えば，研究上のアウトカムが MAR であったとき，欠測の理由を説明できる既知の変数を投入して回帰モデルを作成すれば，本来の曝露因子とアウトカムの関係の推定値が正しく求まります。また，曝露因子や交絡因子が MAR であったとき，欠測の理由がアウトカムと関係ないのであれば，やはり本来の曝露因子とアウトカムの関係の推定値は正しく求まります。

完全ケース分析の欠点は，欠測データがある患者の割合が多い場合，統計的検出力（power）が落ち，推定値の標準誤差や信頼区間が大きくなってしまうことです。1つの変数に対して欠測がある患者の割合が仮に小さかったとしても，欠測が存在する変数をいくつも回帰モデルに投入すると，結果的に多くの患者が解析から除かれてしまう可能性があります。この現象が起きていないかどうか，研究をする側も論文を読む側も注意が必要です。

（2）多重代入法（multiple imputation）

「完全にランダムな欠測（MCAR）」と「ランダムな欠測（MAR）」に対しては，欠測データを補完したうえで，本来の曝露因子とアウトカムの関係の推定値を正しく求められる方法がいくつかあります。その方法には，最尤法，EMアルゴリズム，逆欠測確率を用いた重み付け，多重代入法が含まれます[6,7]。これらの方法を用いる際には，統計家に相談することが推奨されます[2]。これらのうち，**多重代入法**が最もよく用いられています。他の方法に比べて，比較的簡単に統計ソフトウエアで実行可能です。

多重代入法は，以下の3つのステージからなります（図8-1）。

① 補完ステージ：手元にあるデータセットのうち，欠測のない患者のデータを用いて回帰モデルを作成し，欠測データの推定値と分散の情報を用いてランダムに補完値を生成し，擬似完全データセット（pseudo-complete dataset）を作ります。これを複数回（M回）繰り返し，M個の擬似完全データセットを作ります。

② 解析ステージ：それぞれの擬似完全データセットごとに，元々の研究目的に沿った解析を行います。解析結果はM個算出されます。

③ 統合ステージ：M個の解析結果を平均して1つの最終結果とします。

擬似完全データセットの個数（M個）について，この手法が提案された当初は5個で十分と考えられていました[8,9]。しかし最近では，最低20個が好ましいという推奨や[2]，50〜100セット以上あった方がよいという意見もみられます[10,11]。

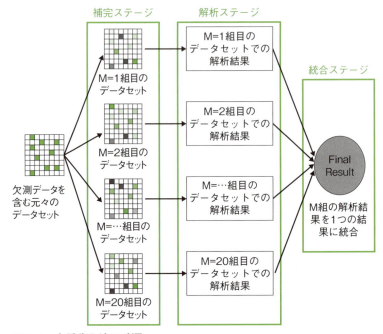

図 8-1　多重代入法の手順

　ちなみに，1つの擬似完全データセットのみ作成する単一代入法（single imputation）は好ましくありません。その理由は，欠測データ補完の不確定さを1回の擬似完全データセットで考慮することができないからです。曝露因子とアウトカムの関係の推定値が正しく求まらなかったり，推定値の標準誤差や信頼区間が過小評価されたりする恐れがあります。
　多重代入法は，1つの変数に欠測データがあるときだけでなく，複数の変数に欠測データがあるときにも用いられます。その具体的な方法としては，**マルコフ連鎖モンテカルロ法（Markov chain Monte Carlo，MCMC）**や，**完全条件付指定法（fully conditional specification，FCS）**などがあります。
　FCS法の代表的なアルゴリズム（プログラム名）として「**連鎖式による多重代入（multivariate imputation using chained equations，MICE）**」があり

ます[11,12]。この MICE という言葉は，多重代入法を用いた医学論文の方法の記述のなかでしばしばみられます。

「ランダムな欠測（MAR）」に対して多重代入法を用いる際には，欠測の理由を説明しうる変数をすべて回帰モデルに投入することが必要です。そのような変数が仮に研究上の曝露因子，交絡因子，アウトカムとは考えられない場合であっても，**補助変数（auxiliary variable）**として（補完ステージにおける）擬似完全データセットを作成するための回帰モデルに投入するべきである，という意見もあります[13]。

さらに，この回帰モデルのなかでは，研究上の曝露因子，交絡因子，アウトカムは区別しません。つまり，研究上の曝露因子や交絡因子の欠測データを補うために多重代入法を用いるときには，アウトカム変数も回帰モデルのなかに投入することが推奨されています[14]。過去の研究では，総コレステロールの欠測を補うための（補完ステージにおける）回帰モデルにアウトカム変数（心血管障害の発生）を投入しなかったために，先行研究と矛盾する結果が出てしまいました[15]（第 12 章コラム「QRISK に寄せられた批判と対応」参照）。

（3）欠測データのメカニズムと統計解析手法の関係

欠測データのメカニズムと統計解析手法の関係は以下のようにまとめられます。

① 「完全にランダムな欠測（MCAR）」：完全ケース分析も多重代入法も用いることができます。完全ケース分析によって著しく統計的検出力が減少することがなければ，完全ケース分析を行ってもよいとされます。

② 「ランダムな欠測（MAR）」：多重代入法を用いることにより，曝露因子とアウトカムの関係の推定値が正しく求まることが期待できます。また上述の通り，完全ケース分析を行ってもよい場合もあります。

③ 「ランダムでない欠測（MNAR）」：統計解析手法は確立されておらず，今後の発展が期待されるところです。しかし，繰り返しになりますが，ある

欠測データが3種類のメカニズムのどれに属するか，手元にあるデータを用いて客観的に確定する方法は存在しません。よって，現状で打てる手としては，「ランダムな欠測（MAR）」を仮定して多重代入法を用いるとともに，感度分析として完全ケース分析も行っておくことが推奨されるでしょう。

5 欠測データに対処した研究例

最後に欠測データを扱った研究例を2つ紹介します。前者は，研究上の曝露因子とアウトカムの欠測データに対処した研究，後者は研究上の交絡因子の欠測データに対処した研究です。

研究例1 脳梗塞後のリハビリテーション強度や Barthel Index の欠測データに対処した研究[16]

論文の著者らは，日本の Diagnosis Procedure Combination（DPC）データベースを用いて，2012年4月〜2014年3月に脳梗塞のために入院した患者100,719人を対象に，急性期リハビリテーションを開始するタイミングや強度が，日常生活動作（activities of daily living，ADL）の指標である Barthel Index の改善に与える影響について研究を行いました。しかし，リハビリテーション強度に関するデータの17.6％，（入院時と退院時のいずれか，または両方の）Barthel Index のデータの25.6％が欠測していました。これらの欠測データを「ランダムな欠測（MAR）」と仮定し，MICEによる多重代入法を用いました。研究上の曝露因子と交絡因子に加えて，補助変数（退院時の意識レベルと modified Rankin Scale）も回帰モデルに含め，20個の擬似完全データセットを作成しました。

解析の結果，早期かつ高強度のリハビリテーションの実施は Barthel Index 改善と有意に関連していました〔調整後オッズ比（95％信頼区間）：早期1.08（1.04-1.13），高強度1.87（1.69-2.07）〕。さらに著者らは感度分析とし

て，リハビリテーション強度と（入院時および退院時の）Barthel Index の
データが揃っている 74,953 人を対象に，完全ケース分析も行いました。その
結果，同様にリハビリデーションと Barthel Index 改善の間に有意な関連が
みられました〔調整後オッズ比（95％信頼区間）：早期 1.14（1.08-1.20），高
強度 1.58（1.30-1.91）〕。

研究例 2　腎盂尿管がんのステージや BMI の欠測データに対処した研究[17]

　論文の著者らは，日本の DPC データベースを用いて，腎盂尿管がんに対
する腎尿管摘除術を開腹で施行した患者と腹腔鏡で施行した患者の院内アウ
トカム（院内死亡，術中・術後の合併症，輸血，麻酔時間，入院期間，医療
費）を比較しました。

　開腹した患者 3,595 人と腹腔鏡で施行した患者 3,349 人において，重要な交
絡因子と考えられた BMI（患者全体の 1.3％）とがんのステージ（T 分類
16.3％，N 分類 15.3％，M 分類 14.9％）に欠測がありました。これらの欠測
データを「ランダムな欠測（MAR）」と仮定し，多重代入法を用いて 5 個の
擬似完全データセットを作成しました。それぞれの擬似完全データセットの
なかで 1：1 傾向スコア・マッチングを行い，マッチされた開腹群と腹腔鏡群
のアウトカムを算出しました。5 つの擬似完全データセットの解析結果をま
とめる形で最終的な結果を出しました。

　5 つの擬似完全データセットの平均として，2,902 人の開腹群と 2,902 人の
腹腔鏡群が比較されました。2 群間で術中合併症の発生率に有意差はみられ
ませんでしたが，腹腔鏡群の方が有意に院内死亡率，術後合併症，輸血，入
院期間，麻酔時間，医療費が少ないことが示されました。

第8章のまとめ

- 欠測が起こるメカニズムには，完全にランダムな欠測（MCAR），ランダムな欠測（MAR），ランダムでない欠測（MNAR）がある。
- 完全ケース分析は，MCARに対しては妥当な方法である。
- 多重代入法は，MCARとMARに対して，欠測データを補完したうえで曝露因子とアウトカムの関係の推定値を正しく求めることができる。
- 多重代入法は，補完ステージ，解析ステージ，統合ステージに分けられる。
- MNARは多重代入法を行っても調整できない。しかしMARかMNARかデータからは判別できないので，MARを仮定して多重代入法を行うとともに，感度分析として完全ケース分析も行うことが推奨される。

（森田光治良，岩上将夫）

Column　査読は難しい

　査読者に対する「査読技量テスト」を敢行した調査結果が，ある論文誌に2008年に掲載されました[18]。過去2年間にBMJ（British Medical Journal）の査読を担当したことのあるイギリス在住者607人を対象に，架空のランダム化比較試験論文の査読を依頼し，査読の質を評価するという内容です。その論文には，14の方法論的間違い（9つの大きな間違い＋5つの小さな間違い）が意図的に挿入されていました。

　9つの大きな間違いのうち，査読者たちが見つけられたのは平均3つ以下という衝撃の結果でした。大きな間違いのうち「ランダム化の手法が不適切である」点が最も多くの査読者に指摘されました。しかしそれでさえ，約60％の査読者しか指摘できなかったそうです。何とも意地悪な調査ですが，査読という仕事がいかに難しいかを物語っているといえるのではないでしょうか？

Reference

1) Herrett E, Gallagher AM, Bhaskaran K, et al. Data resource profile: Clinical Practice Research Datalink (CPRD). Int J Epidemiol 2015; 44: 827-36.
2) Sterne JA, White IR, Carlin JB, et al. Multiple imputation for missing data in epidemiological and clinical research: potential and pitfalls. BMJ 2009; 338: b2393.
3) 松山裕.経時観察研究における欠測データの解析.計量生物学 2004; 25: 89-116.
4) Hippisley-Cox J, Coupland C, Vinogradova Y, et al. Predicting cardiovascular risk in England and Wales: prospective derivation and validation of QRISK2. BMJ 2008; 336: 1475-82.
5) Bhaskaran K, Smeeth L. What is the difference between missing completely at random and missing at random? Int J Epidemiol 2014; 43: 1336-9.
6) 高井啓二,星野崇宏,野間久史.欠測データの統計科学.岩波書店,東京,2016.
7) Carpenter JR, Kenward MG. Multiple Imputation and its Application (Statistics in Practice). Wiley, West Sussex, 2013.
8) Rubin DB. Multiple imputation for nonresponse in surveys. John Wiley & Sons Inc, New York, 1987.
9) van Buuren S, Boshuizen HC, Knook DL. Multiple imputation of missing blood pressure covariates in survival analysis. Stat Med 1999; 18: 681-94.
10) Kenward MG, Carpenter J. Multiple imputation: current perspectives. Stat Methods Med Res 2007; 16: 199-218.

また別の調査では,査読者の指摘が論文内容に悪影響を及ぼす可能性があることが報告されています[19]。不必要なサブグループ解析や感度解析を推奨する,研究結果を反映しないような飛躍した結論を求める,などがこれに該当します。

もちろん,通常査読は複数名で行われ,さらに編集者のチェックも入るので,重大な間違いの見逃しは減ると考えられます。とはいえ,上記の調査結果は,査読を通り出版された論文であっても,必ずしも研究の質が完全に保証されているわけではない可能性を示唆しています。

査読者も編集者も,CONSORT や STROBE などのチェックリストを活用し,査読の質を上げるよう心して取り組むべきでしょう。

(森田光治良)

11) White IR, Royston P, Wood AM. Multiple imputation using chained equations: issues and guidance for practice. Stat Med 2011; 30: 377-99.
12) 野間久史：連鎖方程式による多重代入法．応用統計学 2017; 46: 67-86.
13) Enders CK. Applied missing data analysis (methodology in the social sciences). Guilford Press, New York, 2010.
14) Moons KG, Donders RA, Stijnen T, et al. Using the outcome for imputation of missing predictor values was preferred. J Clinical Epidemiol 2006; 59: 1092-101.
15) Hippisley-Cox J, Coupland C, Vinogradova Y, et al. QRISK cardiovascular disease risk prediction algorithm—comparison of the revised and the original analyses. Technical supplement 1. 2007. https://www.qresearch.org/Public_Documents/QRISK1%20Technical%20Supplement.pdf
16) Yagi M, Yasunaga H, Matsui H, et al. Impact of rehabilitation on outcomes in patients with ischemic stroke: a nationwide retrospective cohort study in Japan. Stroke 2017; 48: 740-6.
17) Sugihara T, Yasunaga H, Yu C, et al. Perioperative outcome comparisons between open and laparoscopic nephroureterectomy among a population-based cohort from 2010 to 2012. J Endourol 2015; 29: 770-6.
18) Schroter S, Black N, Evans S, et al. What errors do peer reviewers detect, and does training improve their ability to detect them? J R Soc Med 2008; 101: 507-14.
19) Hopewell S, Collins GS, Boutron I, et al. Impact of peer review on reports of randomised trials published in open peer review journals: retrospective before and after study. BMJ 2014; 349: g4145.

第9章

マルチレベル分析
― 患者は病院の色に染まる？

T教授：そろそろ◯◯手術の症例数も集まってきたし，関連病院の症例と合わせて従来の△△手術との比較をまとめたらどうだろうか？

後期研修医A：関連病院というとJ総合病院・K医療センター・L病院あたりでしょうか？ でもJ総合病院の手術時間は全体的に短い気がしますし，K医療センターは合併症をもった患者さんが多い印象です。全部まとめてしまって大丈夫ですか？

T教授 確かに……単純に症例を合わせて解析するのは良くないね。

後期研修医B：個人のデータではなくて，平均手術時間や合併症割合にまとめてしまって病院単位の解析をしたらどうでしょうか？

T教授 それだと情報をロスしている気が……S先生，どうでしょう？

統計オタクのS先生：個人のレベルと，病院のレベルの2層があるデータですね。それにはマルチレベル分析が適切かもしれません。

研修医A・B 「マルチレベル分析」ですか？？

1 階層構造とマルチレベル分析

(1) 階層構造とは

　一般的な回帰分析は，各個人のデータが互いに独立であるという仮定のもとで行います。しかし，例えば10施設より50症例ずつ，合計500症例のデータを集めた場合，各個人のデータが互いに独立とは必ずしもいえません。同

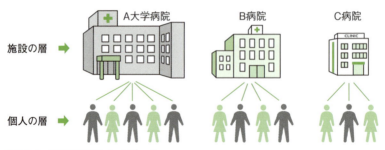

図9-1　階層構造をもつデータ

じ施設には同じような患者が集まりやすい傾向があり，この仮定は成り立たないかもしれません。同じ術式でも施設によって細かい「お作法」が異なっていたり，スタッフや医療設備の充実度が異なるなど，施設そのものの性質が個人のアウトカムに影響するかもしれません。このような場合を「データが**階層構造をもつ**」といいます。施設が上位，各個人が下位の層と考えることができます（図9-1）。

　階層構造の別の例として，同一個人内での複数回の測定も挙げられます。この場合は個人が上位の層に対応します。1人の血圧を10回測定するのと，10人の血圧を1回ずつ測定するのが異なることは明らかでしょう。さらに，地域―施設―個人といった，3つ以上のレベルでの階層構造も考えられます。階層（level）と似た用語として，**ネストされた（nested）データ**，**群（cluster）**も用いられます。

　階層構造があるにもかかわらず，それを無視してしまった場合には，どのような問題が生じるでしょうか。極端な例が図9-2です。左側のグラフをみると，それぞれの施設のなかでは，年齢（独立変数）が増加するほど術後の日常生活動作（ADL）（従属変数）は低下しているようです。また，全体的に施設Aの方が施設Bよりも術後ADLが高めのようです。しかし右側のグラフのように，施設Aと施設Bの区別を無視すると，年齢と術後ADLの間には相関がないようにみえてしまいます。

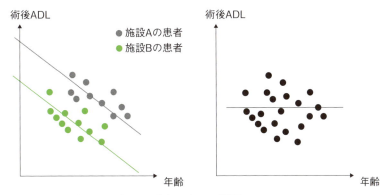

図 9-2　階層構造を無視した場合に生じる問題

マルチレベル分析は，階層構造をもつデータを取り扱う解析方法の一つです。複数の階層が存在することを考慮した解析を行います。階層構造を考慮した解析方法は他にも一般化推定方程式（generalized estimating equation, GEE）を用いた方法などがあります[1-4]。

（2）なぜマルチレベル分析か？

階層構造を考慮する必要があり，マルチレベル分析が有用な例として，以下の3つなどが挙げられます。

①同一個人でアウトカムを繰り返し測定する
②多施設研究で施設間の患者背景のばらつきが想定される
③施設要因が個人に与える影響を検証する

このうち③は，臨床研究ではあまり行われません。社会疫学の分野では，「施設」でなく「地域」の要因が個人に与える影響を検証することはよく行われます。ちなみに社会疫学とは，健康に影響を与える社会的要因（social determinants of health）を研究する学問です。地域レベルの社会経済状況が個人にどう影響するか，そのばらつきの原因は何なのかを分析します[5]。マルチレベル分析の強みが生きる分野といえるでしょう。しかし本書では臨床

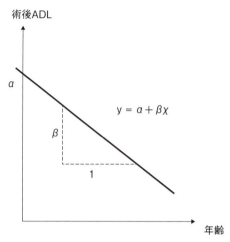

図 9-3 線形回帰モデル

研究に焦点を絞り,特に施設―個人の階層構造を想定して解説します。

2 統計モデル

(1) マルチレベル分析の基本

マルチレベル分析を理解するために,まず一般的な回帰分析の復習から始めましょう。最も簡単な回帰モデルである線形回帰は以下の数式で表されます。

$$y_j = \alpha + \beta x_j + \varepsilon_j \quad (式1)$$

ここで j は個人を識別する番号,y_j が従属変数(アウトカム),x_j は独立変数,α は切片,β は回帰係数,ε_j は誤差項(モデルで説明しきれないばらつき)です。x が年齢,y が術後 ADL とすると,年齢が1歳上がるごとに β だけ術後 ADL が変化する(実際には β は負で,ADL は低下する),というモデルです(図 9-3)。

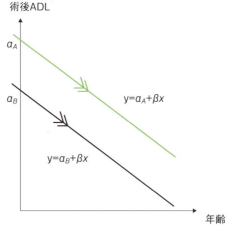

図9-4 施設ごとに異なる切片をもつ線形回帰モデル

次の準備段階として，データが2施設から取得されたとしましょう．傾きは2施設で共通の値 β ですが，切片は施設ごとに異なる値 α_A, α_B をもつことを許容すると，回帰式は以下のようになります（図9-4）．

$$y_j = \alpha_A + \beta x_j + \varepsilon_j \quad \text{（施設Aの場合）}$$
$$y_j = \alpha_B + \beta x_j + \varepsilon_j \quad \text{（施設Bの場合）} \quad \text{（式2）}$$

（式2）は，施設A，施設Bという「特定の施設」を想定したモデルであり，特定の切片 α_A および α_B でした．施設の数を増やし，これらが特別な施設ではなくランダムに番号 i の施設が抽出されたとすると，以下のように表せます．

$$y_{ij} = (\alpha_0 + \delta_i) + \beta x_{ij} + \varepsilon_{ij} \quad \text{（式3）}$$

各施設の切片 $\alpha_0 + \delta_i$ は，平均的には α_0 となる確率分布に従ってバラバラな値をとると考えます．これは**変量効果**または**ランダム効果**（random effect）と呼ばれます．これに対して，年齢は施設によらない**固定効果**（fixed effect）

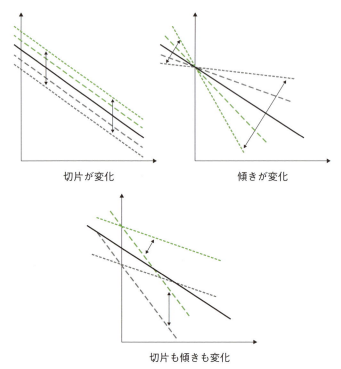

図 9-5 ランダム切片・ランダム傾き・ランダム係数

です。この式には、ランダム効果と固定効果が混在しているため、**混合効果モデル（mixed-effect model）** と呼ばれます。この場合，切片がランダムに出現するため，ランダム切片モデル（random-intercept model）といいます。

（2）さまざまなマルチレベル・モデル

ランダム切片モデルは、傾きは施設間で共通であり切片だけが施設によってランダムに変化するモデルでした。一方、回帰係数βが確率分布に従ってバラバラな値をとると考えることもできます（図 9-5）。

年齢が ADL に与える影響の程度が、施設によって異なる、というモデルです。独立変数同士の交互作用（interaction）を変量効果に拡張したものと

考えることもできます。これをランダム傾きモデル（random-slope model）と呼びます。傾きが変化するような場合は切片も変化すると想定することが多いので，通常は両者を組み合わせて用いられます。これをランダム係数モデル（random-coefficient model）と呼びます。式で表すと以下の通りです。

$$y_{ij} = (\alpha_0 + \delta_i) + (\beta_0 + \omega_i)\,x_{ij} + \varepsilon_{ij} \quad （式4）$$

また，マルチレベル分析は単純な線形回帰に限定されず，複数の独立変数を用いた重回帰分析やロジスティック回帰，ポアソン回帰などにも応用可能です。重回帰分析で複数の独立変数を固定効果として投入すると，以下のように表せます。

$$y_{ij} = (\alpha_0 + \delta_i) + \beta_1 x_{ij1} + \beta_2 x_{ij2} + \cdots + \varepsilon_{ij} \quad （式5）$$

ここで，β_1，β_2，……には個人レベルの変数に加えて施設レベルの変数（病床規模，大学病院かどうか，など）を投入することもできます。

病床規模は変量効果ではないか，と考えるかもしれませんが，解釈はモデルに投入する変数によって変化します。この場合，病床規模が術後ADLに与える影響の程度は全施設共通であり（固定効果，すなわちβ_1），残る施設の影響を変量効果〔すなわち$(\alpha_0 + \delta_i)$〕として考えていることになります[6]。

マルチレベル分析により，複雑な階層構造をモデル化することが可能になりました。「ランダム係数モデルを用いるべきか，変数は何を入れればよいか，何を変量効果にすべきか」など，モデルの選択に悩むことがあるかもしれません。モデルの当てはまりの良さを統計学的に検証する方法としては，グループ内の分散とグループ間の分散を評価する方法や，モデルの当てはまりを評価する残差分析などが挙げられます。しかし，モデルの当てはまりが良くなる変数を選ぶよりも，臨床的に重要な説明変数を選択してモデルに投入する方が適切です。この点は通常の回帰分析でもマルチレベル分析でも同じです。

3 マルチレベル分析を用いた論文を読む際のポイント

　マルチレベル分析を用いた論文を読む際に注意すべき点をいくつか挙げます。

①階層構造の理解
→個人レベル，施設レベルなど，どのレベルでのグループ分けがなされているか？
→どのようなデータの集簇に対処するためにマルチレベル分析を行っているか？

②統計モデルの理解
→ランダム切片のみのモデル（式3），ランダム切片にランダム傾きを加えたモデル（式4）のいずれであるか？
→固定効果は何か，変量効果は何か？　どのレベルの変数が使われているか？

③最も見たい効果はどれか？
→レベル・変数が多い場合は，著者が強調したい変数・係数を見失いがちです。マルチレベル分析を用いた論文の実例を紹介しましょう。

> **研究例1** CPAP のアドヒアランスに対する動機付け支援の効果[7]

　持続陽圧呼吸療法（continuous positive airway pressure, CPAP）は閉塞性睡眠時無呼吸症候群（obstructive sleep apnea, OSA）の標準的治療ですが，治療へのアドヒアランスが大きな課題です。いくら有効な治療法でも，患者さんが機械を外してしまっては効果がないからです。

　心理士による動機付け支援が CPAP のアドヒアランス向上に有効かどうかを検証したランダム化比較試験が行われました。対象は中等症から重症の OSA があり，心血管疾患の既往ありまたは高リスクである患者とされました。介入群には CPAP ＋動機付け支援，対照群には CPAP のみが実施されました。

　動機付け支援の内容は，開始時および第1週における1時間の心理士面談と，3，4，8，12，20，32週における電話面接でした。アウトカム指標は，6カ月間の1晩あたり CPAP 使用時間とされました。CPAP には記録装置が付けられており，日々の装着時間が自動的に記録されました。

　同一個人内の異なる日の情報は階層構造をなしていると考えられます。第1層は「毎晩」，第2層は「個人」です。さらに，時間経過とともに CPAP のアドヒアランスは悪くなってくることも想定できますが，その程度には個人差があると考えられます。そこで，同一個人内の経時データを考慮したランダム係数モデルが用いられています。

　回帰式のうち一部を省略し，従属変数と独立変数の関係をイメージした式を作ると以下のようになります。また各変数の層，固定効果か変量効果か，最も見たい効果はどれかを示します。本研究では「個人が動機付け支援あり群に割り付けられることにより，毎晩の CPAP 使用時間がどの程度増加するか」が最も見たい効果です。

	CPAP 使用時間 = 切片 +	アドヒアランス低下の程度	×	試験開始からの日数	+ 割り付け + その他共変量	
層	毎晩	個人	個人	毎晩	個人	個人
固定/変量効果		変量	変量		固定	固定
最も見たい効果					○	

その結果，両群で合計83人14,273夜分のデータが収集されました。2群とも，時間とともにCPAPのアドヒアランスは悪くなっていました。経時変化を考慮したうえで，介入群は対照群と比較しCPAPの使用時間が一晩あたり99分長い，という結果でした。

> **研究例2** ノルアドレナリンの不足が敗血症性ショックの患者の死亡に与えた影響[8]

国レベルで薬剤が不足するという事態は想定し難いですが，実際にアメリカではそのようなことが起き，2011年～2012年にかけてノルアドレナリンが不足しました。ノルアドレナリンは敗血症性ショックに対する昇圧薬の第一選択です。病院レベルで薬剤が不足しているときにその病院に入院してしまうと，アウトカムが悪化してしまうでしょうか。

2008年7月～2013年6月の期間に敗血症性ショックで入院し，昇圧剤を2日間以上使用した18歳以上の患者のデータが，Premier Healthcare Databaseというリアルワールドデータから抽出されました。ノルアドレナリン不足を経験したことがある病院のみに対象を絞り，ノルアドレナリンが不足（敗血症性ショックへのノルアドレナリン使用率が20％以上低下）していた期間中の入院と，それ以外の期間中の入院の間で，在院死亡が比較されました。

この研究における曝露（exposure）は，患者個人がノルアドレナリンを投与されるかではなく，ノルアドレナリンが不足している状態の病院に入院することです。上の階層の変数が下の階層の変数に与える効果を検証するため，第1層が「個人」，第2層が「施設」であるランダム切片モデルを用いて

います。固定効果には，個人レベルの要因に加えて施設レベルの要因が用いられています。

　従属変数と独立変数の関係のイメージと，各変数の層，固定効果か変量効果か，最も見たい効果は以下の通りです。本研究では，「個人がノルアドレナリン不足時期に入院したという事実が，患者個人の死亡に影響するか」が最も見たい効果です。

	死亡	= 切片	+ 不足時期に入院したか	+ 併存症など	+ 病床数など
層	個人	施設	個人	個人	施設
固定/変量効果		変量	固定	固定	固定
最も見たい効果			○		

　ノルアドレナリンの不足を経験した26施設に入院した27,835人の患者のうち，不足期間に入院した患者の死亡率は，それ以外の期間に入院した患者と比べて有意に高くなっていました（調整後オッズ比：1.15, 95％信頼区間1.01-1.30）。

第9章のまとめ

- マルチレベル分析は，階層構造をもつデータを取り扱う解析方法の一つである。
- マルチレベル分析が有用な例として，同一個人でアウトカムを繰り返し測定する場合や多施設研究で施設間の患者背景のばらつきが想定される場合などがある。
- マルチレベル分析のモデルには，ランダム切片モデル・ランダム傾きモデル・ランダム係数モデルがある。

（山名隼人）

> Column　症例数は「40人75眼」

　個人内でのclusteringを考慮する必要がある領域の代表例として，眼科が挙げられます．全身の併存症などは個人レベルでは同じであり，性質の似た左右の眼が研究対象となることがあるためです．このため，症例報告などでも人数・眼数を併記するのが慣例となっているようです．眼科のトップジャーナルであるOphthalmology誌に掲載された論文に，以下のような記載があります[9]．

Forty patients were recruited to the study. Of 80 eyes, 2 had undergone enucleation and 3 demonstrated underlying pathologic features that excluded them from the study. Thus, a total of 75 eyes were included in the analysis.
（40人80眼のうち，2眼は眼球摘出術後であり3眼は背景疾患があり除外された．このため75眼が解析対象となった）

患者の背景と臨床的特徴

特徴		データ
患者数（n）		40
年齢（年），平均（標準偏差）		4.18（3.33）
主診断 （n，右眼/左眼）	右眼/左眼	37/38
	無水晶体眼	6/7
	白内障	11/3

　1人あたり左右1つずつある臓器は当然，他にもあります．しかし，同時期に両方の臓器を治療することはそう多くありません．眼科の場合，両眼の治療を行うことが多いため，慣例的に個人─左右の眼の層構造を考慮した解析が活用されてきたと考えられます．症例数が（最大で）2倍になるのは，他領域の研究者からすると羨ましいと感じられるかもしれません．

（山名隼人）

Reference

1) Laird NM, Ware JH. Random-effects models for longitudinal data. Biometrics 1982; 38: 963-74.
2) Liang K-Y, Zeger SL. Longitudinal data analysis using generalized linear models. Biometrika 1986; 73: 13-22.
3) Zeger SL, Liang KY. An overview of methods for the analysis of longitudinal data. Stat Med 1992; 11: 1825-39.
4) Hubbard AE, Ahern J, Fleischer NL, et al. To GEE or not to GEE: comparing population average and mixed models for estimating the associations between neighborhood risk factors and health. Epidemiology 2010; 21: 467-74.
5) 藤野善久, 近藤尚己, 竹内文乃. 保健医療従事者のためのマルチレベル分析活用ナビ. 診断と治療社, 東京, 2013.
6) Begg MD, Parides MK. Separation of individual-level and cluster-level covariate effects in regression analysis of correlated data. Stat Med 2003; 22: 2591-602.
7) Bakker JP, Wang R, Weng J, et al. Motivational enhancement for increasing adherence to CPAP: a randomized controlled trial. Chest 2016; 150: 337-45.
8) Vail E, Gershengorn HB, Hua M, et al. Association between US norepinephrine shortage and mortality among patients with septic shock. JAMA 2017; 317: 1433-42.
9) Lee JH, Sanchez LR, Porco T, et al. Correlation of corneal and scleral pneumatonometry in pediatric patients. Ophthalmology 2018; 125: 1209-14.

第10章

症例対照研究，マッチド・ペア・コホート研究
— 統合失調症患者はがん診断が遅れる？

若手研究者F：そろそろ来年の学会の抄録を準備しようと思っています。手術のときに使われる筋弛緩回復剤の一種が小児にアナフィラキシーショックを起こさないか懸念されているので，調べてみたいと思っています。

指導教員I：面白いリサーチ・クエスチョンですね，でもアナフィラキシーショックって稀なアウトカムではないでしょうか？

研究者F　そうですね，今回用いる大規模入院データベースには数十万件の小児全身麻酔手術のデータがあります。ざっと見た限りアナフィラキシーショックが起きたと思われるのは，わずか150人ほどですね。

指導教員I　それなら症例対照研究（ケース・コントロール研究）が向いているかもしれませんね。

研究者F　アナフィラキシーショックが起きた150人をケースと考えるわけですね，それではコントロールは残りの数十万人ということになりますか？

指導教員I　それでは非効率です。ケースの4倍の600人でいいでしょう。

研究者F　そんなに少なくても大丈夫ですか？

指導教員I　ただし，ケース150人とコントロール600人は，年齢・性別や病院でマッチングする必要があります。

研究者F　「マッチング」？　「マッチング」という言葉を聞いたの，大学6年生のときに受けた臨床研修先の「マッチング」以来です。

指導教員I　……。

若手研究者H：先生，私も来年の学会の準備をしようと思っています。消化管がんがみつかった統合失調症の患者さんが，一般の患者さんと

> 同じように診断や治療が受けられているかを調べたいと思っています。
>
> 指導教員I　それも面白いリサーチ・クエスチョンですね，でも統合失調症って稀な曝露因子ではないでしょうか？
>
> 研究者H　そうですね，データベースには数十万人の初発の消化管がんで入院した患者さんのデータがあります。統合失調症がある患者は4,500人くらいでした。
>
> 指導教員I　それなら，統合失調症がある4,500人とない数十万人を比べても悪くはないですが，年齢・性別や病院でマッチングさせて，マッチド・ペア・コホート研究にするのがいいかもしれないですね。
>
> 研究者H　「マッチング」？　最近，世の中では「マッチング」アプリというのが流行っているみたいですね。
>
> 指導教員I　……。

1　臨床疫学研究におけるマッチングとは

　マッチング（matching）には「①組み合わせること。②つり合うこと。調和すること。③データなどをつき合わせること。照合すること。」（小学館『精選版日本語国語大辞典』より）という意味があるそうです。**症例対照研究（ケース・コントロール研究，case control study）**においてはアウトカムが発生した人々と発生していない人々のなかから，**コホート研究（cohort study）**においてはある曝露因子をもつ人々ともたない人々のなかから，何らかの特徴がつり合うように人々を選出したうえで比較を行うことがあり，この選出作業をマッチングと呼びます。

　研究デザインの段階で考慮されるマッチングの主な目的は，その後の統計解析にかかる効率を上げることです。推定値のばらつきを大きく増やすことなく解析対象データの量を大きく減らすこと（統計的効率の向上）で，計算

機の負担や計算時間を小さく抑えること(計算効率の向上)が期待できます。

ただし，症例対照研究とコホート研究では，マッチングに期待される効能が異なり，さらにその後の統計解析における注意点も違ってきます。過去に出版された教科書のなかにもこれらの研究デザインは紹介されています[1]。今回は理解をさらに深め，マッチングが用いられた論文を読んだり，自ら研究を計画したりする際にも応用できることを目標にします。

2 症例対照研究の基本

マッチングについて説明する前に，症例対照研究の基本を復習しておきます。症例対照研究は，アウトカムが発生した人をケースとし，アウトカムが発生していない人をコントロールとし，各群のなかで曝露因子の有無を振り返ることによって，曝露とアウトカムの関連を検討する方法です。

症例対照研究を行う場合には，常に**源集団（source population）**すなわちケースが発生しうる集団を想定し，その源集団からコントロールを選択することが理想です。しかし，特定の場所（例：診療所，病院）で捕捉したケースの背景にある源集団をうまく想定できなかったり，想定できたとしても，現実的に捕捉できるコントロール（例：近隣に住むコントロールや，同じ病院の他科にかかったコントロール）が源集団を代表していなかったりすることがあり，注意を要します。コントロールの源集団の代表性に自信がもてない場合には，疫学の専門家の助言を求める必要があるでしょう。

一方で，あるコホート研究のデータを用いて，コホートに含まれる人々を源集団と考え，ケースとコントロールをそのなかから同定する**コホート内症例対照研究（ネスティッド症例対照研究，nested case control study）**においては，コントロールの源集団の代表性についての懸念は少ないと考えられます。最近の臨床疫学論文ではコホート内症例対照研究をみることが多いため，ここから先はコホート内症例対照研究を念頭に話を進めます。

コホート内症例対照研究では通常，コホートに含まれ追跡を開始した後に

アウトカムが初めて発生した人をケースとします。一方，コントロールの選択（サンプリング）の方法は大きく分けて図10-1に示した3種類があります[2]。

症例対照研究において最終的に求められるものは（アウトカムの有無からみた曝露の）オッズ比です。この値が，背景にあるコホートにおいて求められるオッズ比（曝露群の非曝露群に対するアウトカム発生オッズの比），リスク比（曝露群の非曝露群に対するアウトカム発生リスクの比），発生率比（曝露群の非曝露群に対する一定期間内の平均のアウトカム発生率の比）のうちどれに近いかについては，3種類のサンプリング方法で各々異なります。

アウトカムが稀である場合（例えば5％未満の場合[2]），3種類のサンプリング方法で各々求めたオッズ比は互いに近似するため，どれを選んでも大差はありません。一方，アウトカムが稀でない場合には，3種類のサンプリング方法のうちどれを選ぶかは，よく検討する必要があります。もしコホート研究ができたとしたら，求めたい相対リスクの指標はオッズ比，リスク比，発生率比のいずれに相当するかを考慮すればよいでしょう。

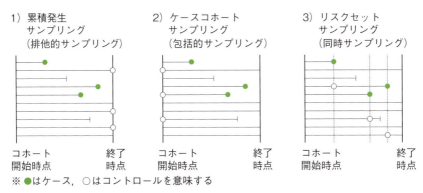

図10-1　コホート内症例対照研究におけるコントロールのサンプリング方法

1) 累積発生サンプリング（cumulative incidence sampling）または排他的サンプリング（exclusive sampling）

　コホートの終了時にまだアウトカムが発生していない人々のなかからコントロールを選択する方法です。このサンプリング方法で求めたオッズ比は，背景にあるコホートにおいて求めたオッズ比に等しくなることが期待されます。さらに，アウトカムが稀である場合には，背景にあるコホートにおいて求めたリスク比および発生率比にも近くなります。昔はこの方法を用いた症例対照研究が多かったようです[3]。しかし現在では，稀なアウトカムでない場合にも使用できる以下の2つのサンプリング方法に取って代わられているようです。

2) ケースコホートサンプリング（case-cohort sampling）または包括的サンプリング（inclusive sampling）

　コホートの開始時に存在する人々のなかから，後のアウトカム発生の有無にかかわらず，コントロールを選択する方法です。このサンプリング方法で求めたオッズ比は，背景にあるコホートにおいて求めたリスク比に等しくなることが期待されます。バイオバンク（例：UK-Biobank）を用いたコホート内症例対照研究のように，研究の最初にコントロールを決めておきたい場合に，この方法を用いることがあります。

3) リスクセットサンプリング（risk-set sampling）または同時サンプリング（concurrent sampling）

　あるケースが生じた時点で，まだアウトカムが発生していない（ケースになっていない）人々のなかからコントロールを選択する方法です。このサンプリング方法で求めたオッズ比は，背景にあるコホートにおいて求めた発生率比に等しくなることが期待されます。大規模なリアルワールドデータ（real world data, RWD）における外来データを用いたコホート内症例対照研究においてよく使われる方法です。なお，リスクセットサンプリングは，「観察期間の長さに比例して選ばれる確率が高くなるようにサンプリングする」方法である密度サンプリング（density sampling）の一種です。

なお，図10-1は（カレンダー上の日付にかかわらず）人々がコホートに参加した日をコホート開始時点とみなしており，レジストリー（例：外科手術レジストリー），バイオバンク（例：UK-Biobank），ランダム化比較試験（RCT）の2次データなどを用いたコホート内症例対照研究でよくみられる時間軸の取り方です。

一方，ある地域に住む人々を想定したポピュレーションベース（population-based）のコホート（例：イギリスのClinical Practice Research Datalink[4]や台湾のTaiwan National Health Insurance Research Database[5]）を用いたコホート内症例対照研究では，カレンダー上の日付を時間軸として取ることが多く，この場合のサンプリング方法はリスクセットサンプリングになります（図10-2）。

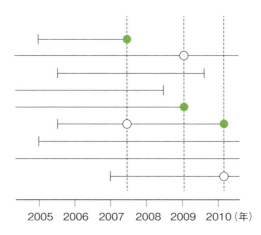

※ ●はケース，○はコントロールを意味する

図10-2 ポピュレーションベースのコホートを用いたコホート内症例対照研究におけるコントロールのリスクセットサンプリング

3 症例対照研究におけるマッチング

(1) マッチングの考え方・注意点

1) 時点マッチング

　コントロールのサンプリングを行う際に，ケースとコントロールの間で特定の変数をマッチさせることがあります。上述の通り，コホート内症例対照研究においてリスクセットサンプリングをする場合には，ケースが発生した時点でコホート内に残っている人々のなかからコントロールを選択する**時点マッチング**（matching on time）を行います。この時点マッチングの「時点」としては，コホート参加日からの期間（図10-1），カレンダー上の日付（図10-2），年齢（生まれてからの期間）などがあります。

2) 診療所のマッチング

　他にマッチングに用いる変数としてよくみられるのは，かかりつけの診療所や居住地域などです。これらは数十から数万に及ぶカテゴリーがあり，統計モデルに含めることの難しい交絡因子です。例えば，数百の診療所から提供されたデータを用いてコホート研究やコホート内症例対照研究を行う場合，同じ診療所にかかっている人々の特徴が似通っていることを統計解析の際に考慮する必要があります。

　具体的な方法として，回帰モデルのなかにこの変数（診療所番号）を固定効果（fixed effect）として投入することはできます。しかし，一般にアウトカムの数に対して説明変数の数が多すぎる場合には過剰適合（overfitting）を起こし，結果が信頼できなくなってしまいます。これに代わる方法として，マルチレベル分析で診療所を変量効果（random effect）として調整したり，回帰モデルのなかで診療所をクラスターとみなして頑健分散推定量（robust variance estimators）を求めたりする方法があります。しかしこれらは，交絡調整の方法としては不十分です。

そこで，診療所はあくまで固定効果として調整するものの，層別化（stratification）によりその効果の推定を省略できる方法を考慮します。その代表例が，コホート内症例対照研究においては**条件付きロジスティック回帰分析（conditional logistic regression model）**（マッチングを考慮したロジスティック回帰），コホート研究においては層別Cox回帰です。研究デザインの段階で診療所をケースとコントロールの間でマッチさせることにより，ケース群とコントロール群の間で分布が偏ることがないため，統計学的に効率を保てることが期待されます。

3）年齢・性別のマッチング

さらに，統計モデルで説明変数として調整できる交絡因子であっても，あえてケースとコントロールの間でマッチさせることがあります。その代表格が年齢と性別です。サンプリングするケースとコントロールの総数がすでに決まっている場合，ある交絡因子の分布がケースとコントロールの間でバランスが取れているときに，統計学的に効率良くその交絡因子を調整できることが期待されます。

ただし，多くの症例対照研究では，必要以上に年齢・性別がマッチされている印象があります。統計学的な効率性の担保よりも，「やりやすさ」や「見栄えのよさ」のために行われているだけかもしれません。

年齢・性別以外にも，さまざまな交絡因子（例：糖尿病の有無）でマッチすることもできます。しかし，多くの変数をマッチさせることによりケース群とコントロール群が似通いすぎると，むしろオーバーマッチング（overmatching）により統計学的な効率は落ちてしまいます[6]。むやみやたらに多くの交絡因子でマッチさせることはお勧めできません。

4）1：nマッチング

マッチングの際にはケースとコントロールの比の目標値を設定します。通常はケースの人数が小さく，コントロール候補の人数の方が圧倒的に大きいため，ケースとコントロールの比を1：n（複数）とすることが多いでしょう。統計的な検出力（power）はnを4に増やすところまでは急に上がり，

4以降は大きく変わりません[7]。それを根拠にn=4としている研究が多くみられます。一方, n=5とした研究[8], n=7とした研究[9], n=10とした研究[10]なども見受けられます。

症例対照研究では, マッチされたケースとコントロールは必ず統計解析で層別化することが基本となります。ケースとコントロールの比が層（ペア）ごとに異なっていても構いません。例えば, 1:4マッチングを目標にサンプリングを行った結果, マッチング相手がみつからずに1:3, 1:2, 1:1になってしまったペアが出てきたとしても, 除外する必要はありません。

5）復元・非復元マッチング

最後に, 同じ人がコントロールとして何回も選ばれてもよい復元マッチング（matching with replacement）と, 一回選ばれたらコントロール候補から除いてしまう非復元マッチング（matching without replacement）があります。リスクセットサンプリングにおいては, 復元マッチングが理論的に正しいことが明らかであるため[2], 復元マッチングを選択することに迷う余地はありません。一方で, 累積発生サンプリングやケースコホートサンプリングの場合には, どちらを選択しても間違いではありません。現実的には, 非復元マッチングを用いた場合にコントロールが十分みつからない（1:nマッチングを達成できない）ケースが出てくるデメリットと, 復元マッチングを用いた場合に同じ人が何回も選ばれる（データが重複する）ことにより統計的な効率が下がるデメリットを天秤にかけて選択することになります。コントロール候補の人数が多ければ, どちらの方法を用いても結果は大きく変わらないと考えられます。

（2）マッチングを用いた症例対照研究における統計解析

症例対照研究において, 曝露とアウトカムの関係を解析する場合, マッチングに使った変数で層別化することが必須となります。例えば, 年齢カテゴリーと性別でマッチングを行った場合には, 年齢カテゴリーと性別による層（サブグループ）ごとに曝露とアウトカムの2×2表を書き, その結果をまと

めること (Mantel-Haenszel 法) により，層別化したことになります。しかし，この方法の弱点は，多数の交絡因子を調整できないことです。

そこで，条件付きロジスティック回帰モデルを用いて，マッチされたケースとコントロールをペアとみなして層別化し，他の交絡因子は説明変数としてモデルに投入し調整します。マッチされたペアを「考慮」する（例：マルチレベル分析でペア番号を変量効果として調整する，回帰モデルのなかでマッチされたペアをクラスターとみなして頑健分散推定量を求める）だけの方法は，マッチングを用いた症例対照研究においては適切でありません。

なお，マッチング後のケース群とコントロール群の特徴を表示する際に，ケース群とコントロール群の間で各変数の分布を比較したい場合には，対応のある検定（連続変数に対しては対応のある t 検定，カテゴリー変数に対しては McNemar 検定）を用いることが好ましいと考えられます。

(3) マッチングを用いた症例対照研究の例

マッチングを用いた症例対照研究の実例を示します。1 つめは日本の大規模 RWD を用いて小児全身麻酔を受けた患者をコホートとみなしたコホート内症例対照研究[11]，2 つめはイギリスのプライマリーケアデータベース（ポピュレーションベースのコホート）を用いたコホート内症例対照研究[8]です。

研究例 1　筋弛緩回復剤スガマデクスとアナフィラキシー[11]

この研究の著者らは，日本の Diagnosis Procedure Combination (DPC) データベースを用いて，2010 年〜2016 年に全身麻酔手術を受けた 18 歳未満の小児 835,405 人のなかから，アナフィラキシーショックを示唆する病名コード（ICD-10 コード）を付けられていた 149 人をケースとし，1：4 マッチングを目標に，年齢・性別・病院・退院年度が同じコントロール 591 人をランダムに選択しました。筋弛緩回復剤スガマデクスを使用していたのは，ケース群 149 人中 75 人（50.3％），コントロール群 591 人中 326 人（55.2％）でした。条件付きロジスティック回帰分析を用いて，麻酔時間・抗生剤・輸

血を交絡因子として考慮した結果，スガマデクスのアナフィラキシーショックに対する調整後オッズ比は 0.80〔95％信頼区間（CI）：0.53-1.21，P＝0.29〕でした。同様に，「アナフィラキシーに関連する徴候・症状」を示唆する病名コードが付けられていた 472 人をケースとし，マッチングにより選択した 1,867 人のコントロールとの間で条件付きロジスティック回帰分析を行った場合にも，スガマデクスが有意にアナフィラキシー様の症状を増やす結果は認められませんでした（調整後オッズ比 1.25, 95％CI：0.97-1.60, P＝0.08）。以上から，小児の全身麻酔手術においてスガマデクスがアナフィラキシーを増やす明らかな証拠は得られませんでした。

　本研究は，曝露（手術終了時のスガマデクス使用）からアウトカム（手術直後のアナフィラキシー）までの観察期間は短いものの，れっきとしたコホート内症例対照研究です。小児全身麻酔手術を受けた集団をコホートと考え，手術後から退院までにアナフィラキシーを起こさなかった患者をコントロール候補として累積発生サンプリングを用い，非復元マッチングを行っています。そのため，ケース群の人数とコントロール群の人数がちょうど 1：4 にはなっていません。

研究例2　ビスフォスフォネートと食道がん[8]

　この研究の著者らは，イギリスのプライマリーケアデータベースの一つである General Practice Research Database（現在の Clinical Practice Research Datalink）を用いて，1995 年〜2005 年に食道がんの診断を受けたケース 2,954 人を同定し，1：5 マッチングを目標に，日付（ケースの食道がん診断日）・年齢（±2 歳）・性別・かかりつけの診療所・データベース登録後の観察期間が同じコントロール 14,721 人をランダムに選択しました。過去のビスフォスフォネート処方はケース群 2,954 人中 90 人，コントロール群 14,721 人中 345 人で確認されました。条件付きロジスティック回帰分析を用いて，喫煙歴・飲酒歴・body mass index（BMI）を交絡因子として考慮した結果，ビスフォスフォネートの食道がんに対する調整後オッズ比は 1.30（95％CI：1.02-1.66）

でした。以上から、ビスフォスフォネートは食道がんのリスクを増加させる可能性があると結論されました。

4 マッチド・ペア・コホート研究

(1) マッチド・ペア・コホート研究の考え方・注意点

マッチド・ペア・コホート研究（matched-pair cohort study）は、ある曝露因子をもつ人々ともたない人々の間で、何らかの特徴をマッチさせたうえで、アウトカムを比較する方法です。曝露因子の性質によって、マッチド・ペア・コホート研究には向き不向きがあります。

コホート研究では、生物学的または臨床医学的な観点から、曝露因子の時間依存性の有無を想定します。例えば特定の遺伝子のように、曝露因子に時間依存性がないことが想定される場合には、人々がコホートに含まれた時点で曝露の有無を判断し、その状態がコホート追跡期間中も続くと考えます。遺伝子のような生来の曝露因子でなかったとしても、あるコホート研究に参加した後に曝露の状態が変化することが少ないと常識的に考えられる場合（例：糖尿病の有無を曝露因子と考える場合）には、曝露因子に時間依存性がないと想定できます。一方、例えば一定の期間だけ処方される薬（例：抗生剤や抗うつ剤）のように、曝露因子に時間依存性があることが想定される場合には、コホートに含まれた時点でまず曝露の有無を判断し、その状態がコホート追跡期間中に変化すると考えます。

マッチド・ペア・コホート研究は曝露因子をもつ人々ともたない人々をマッチさせるわけですから、そもそも前提にある仮定が「マッチされた後の曝露の状態が変化しないこと」です。曝露群に選ばれた人々が、そのあと追跡期間に曝露されなくなったり、再び曝露されたりと、曝露の状態が何度も変わることがあってはいけません。つまり、マッチド・ペア・コホート研究に向く曝露因子の特徴は、時間依存性がないことです。レジストリー（例：

外科手術レジストリー），バイオバンク，RCTの2次データなどを用いたマッチド・ペア・コホート研究では，コホート開始時点で曝露（例：糖尿病）の有無を判断し，曝露がある人とない人をマッチさせてペアを作り，その曝露の状態が変化しないという条件を満たす必要があります（図10-3）。

ただし，曝露因子に時間依存性があったとしても，コホート追跡期間中に一度だけ曝露の状態が「なし」から「あり」へ変化するだけの場合には，マッチド・ペア・コホート研究を行うことは可能です。このような曝露因子として，一度曝露されたらその影響が続くことが想定できる，特定の手術（例：肥満手術[12]）や発がん性が疑われる薬剤（例：PDE5阻害薬[13]，ビスフォスフォネート[14]）などが挙げられます。ポピュレーションベースのコホートを用いたマッチド・ペア・コホート研究では，カレンダー上の日付による時点マッチングを用いて，曝露が始まった人に対して，その時点で曝露を受けたことがない人のなかからマッチング相手を選ぶことが多いと考えられます（図10-4）。曝露がある人も，曝露を受けるまでは曝露がない人として選ばれる可能性があります。

症例対照研究と同様に，多くのマッチド・ペア・コホート研究では，かかりつけの診療所，居住地域，追跡開始時期などの統計モデルで固定効果としての推定が難しい交絡因子や，曝露群と非曝露群で分布に大きな違いがある交絡因子の影響を，研究デザインの段階で小さくすることを目指しています。しかし，コホート研究においては多変量回帰モデルで調整できるような交絡因子をマッチさせることが必ずしも統計的な効率を上げるわけではなく，むしろマッチングにより交絡因子の分布が変化し統計学的な効率が低下してしまう可能性さえあるため[15]，むやみやたらにマッチさせることはお勧めできません。マッチングの比や復元の有無に関しては，症例対照研究と同様に，統計学的な効率を考慮して決め，迷った場合には異なる方法を用いた感度分析を行ってみるのがよいと思われます。

なお，曝露がある人々とない人々のなかから，年齢・性別・診療所・日付など特定の変数でマッチさせてペアを選んだ場合が「マッチド・ペア・コホー

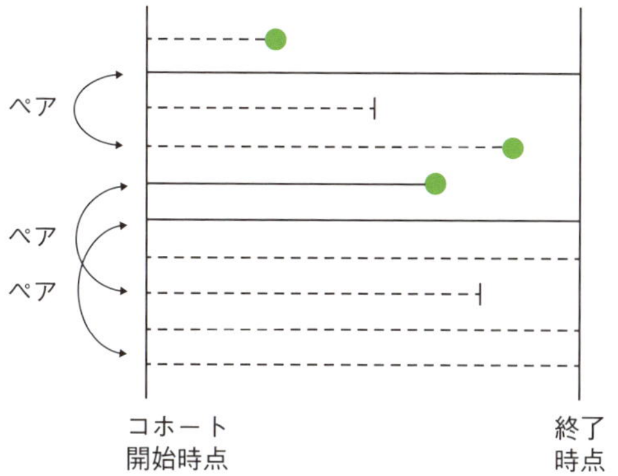

第10章 ● 症例対照研究，マッチド・ペア・コホート研究

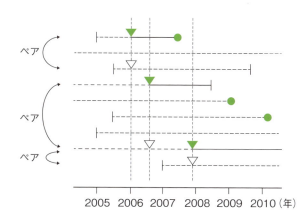

※実線は曝露がある人，点線は曝露がない人，●はアウトカム発生を意味する

図10-3 一般的なマッチド・ペア・コホート研究のイメージ

※実線は曝露がある期間，点線は曝露がない期間，▼は曝露が始まった時点，▽は曝露がない人としてマッチング相手に選ばれた人の追跡開始時点，●はアウトカム発生を意味する

図10-4 ポピュレーションベースのコホートにおけるマッチド・ペア・コホート研究のイメージ

ト」です。マッチ時点の曝露を受ける傾向スコアを計算しマッチさせた場合は「傾向スコアマッチド・(ペア・)コホート」です。傾向スコア・マッチングについては関連書籍をご参照ください[16]。その使い分けについては，人の性質（例：統合失調症の有無）を曝露因子と考える場合はマッチド・ペア・コホート，処方や処置など医療的介入を曝露因子と考える場合には傾向スコア・マッチングが使われることが多いように思われます。ちなみに，過去のポピュレーションベースのコホートを用いた研究では[12]，曝露（肥満手術）がある人々とない人々のなかから，まず年齢・性別・診療所・日付でマッチさせたペアを選び，その人々のなかでさらに，マッチング時点の傾向スコアを計算し傾向スコア・マッチングを行っています。その理由は，もし最初から傾向スコア・マッチングを行おうとすると，曝露が起こった人が1人出るたびに，その時点の傾向スコアをコホートにいる全員に対して計算する必要があり，データハンドリングの面で効率が悪いと考えられたからです。

(2) マッチド・ペア・コホート研究における統計解析

マッチングを用いた症例対照研究においては条件付きロジスティック回帰モデルを用いてマッチングに使った変数で層別化することが必須です。それに対し，マッチド・ペア・コホート研究においてはマッチングに使った変数を「考慮」すればよく，層別化は必須ではありません[17]。もちろん層別化すること，つまり条件付きロジスティック回帰モデルや，層別Cox回帰モデルを用いてマッチされたペアで層別化することは，交絡調整には十分な方法です。一方，層別化はしないけれども「考慮」する方法，例えば回帰モデルのなかでマッチされたペアをクラスターとみなして頑健分散推定量を求める方法が取られることもあります。なお，交絡因子のみ調整して，マッチングに用いた変数は無視してしまう方法には問題があるようです[18]。

(3) マッチド・ペア・コホート研究の例

最後に，マッチングを用いたコホート研究の実例を示します。1つめは日

本の大規模 RWD を用いて初発の消化管がんの診断で入院した患者をコホートとみなしたマッチド・ペア・コホート研究[19]，2 つめはイギリスのプライマリーケアデータベース（ポピュレーションベースのコホート）を用いたマッチド・ペア・コホート研究[14]です。

研究例 3　統合失調症と消化管がん診療[19]

本研究の著者らは，日本の Diagnosis Procedure Combination（DPC）データベースを用いて，2010 年 7 月〜2013 年 3 月に，初発の消化管がんの診断で入院した 436,170 人を同定しました。そのうち，4,660 人（1.1％）が統合失調症の病名を付けられており，412,617 人（94.6％）が精神疾患の病名を付けられていない患者でした。この 2 つの群から，1：4 マッチングを目標に，年齢カテゴリー・病院・入院年月が同じ患者をランダムに選択したところ，2,495 人の統合失調症の患者と 9,980 人の精神疾患がない患者が選ばれました。統合失調症の患者は精神疾患がない患者に比べて，がんのステージが高く（例：ステージ 4 の割合は 33.9％対 18.1％），侵襲的治療（手術または内視鏡治療）の割合が少なく（56.5％対 70.2％），30 日以内の院内死亡率が高値でした（4.2％対 1.8％）。

一般化推定方程式（generalized estimating equation，GEE）を用いて，マッチされたペアをクラスターとして考慮し，さらに年齢・性別・Charlson 併存疾患指数・喫煙歴・がんの部位・患者の住む地域の平均世帯収入・がんのステージで考慮した多変量ロジスティック回帰分析の結果，統合失調症の患者が侵襲的治療を受ける調整後オッズ比は 0.77（95％CI：0.69-0.85，P＜0.001）でした。同様に，上記の交絡因子に加えて侵襲的治療の有無および入院の原因となった疾患（がん，統合失調症，それ以外）も考慮した多変量ロジスティック回帰分析の結果，統合失調症の患者が 30 日以内に院内死亡する調整後オッズ比は 1.35（95％CI：1.04-1.75，P＝0.026）でした。以上から，統合失調症の患者に対するがん診療（診断および治療）を改善する必要性が示唆されました。

なお，本研究では4人のマッチング相手がみつからなかった統合失調症の患者は以降の解析に含めていません。このように，すべてのペアが同じ比を保っている状況では，一般化推定方程式を用いてマッチされたペアをクラスターとみなして頑健分散推定量を求める方法は取り得ます。しかし，もしマッチングの比が異なるペア（マッチング相手がみつからずに1：3，1：2，1：1になってしまったペア）を除外せずに統計解析に進んだ場合には，交絡因子と曝露の間に関連が残ったままであるので，条件付きロジスティック回帰分析を用いてマッチされたペアで層別化することが必要です。

研究例4　ビスフォスフォネートと食道がん[14)]

　本研究の著者らは，イギリスのプライマリーケアデータベースの一つであるGeneral Practice Research Database（現在のClinical Practice Research Datalink）を用いて，1996年〜2006年にビスフォスフォネートを処方された人々41,826人を同定し，データベースのなかから同じ年齢・性別・診療所・日付（マッチされたビスフォスフォネート使用者の初回の処方日と同じ追跡開始日）の比較群41,826人をランダムに選択しました。ビスフォスフォネート使用者のうち79人（/165,400人年），比較群のうち72人（/163,480人年）がフォローアップ中に食道がんの診断を受け，Cox回帰分析によるハザード比は1.08（95%CI：0.79-1.49，P＝0.63）でした。さらに交絡因子〔BMI，飲酒歴，喫煙歴，ホルモン補充療法，非ステロイド性消炎鎮痛薬（NSAIDs），バレット食道，胃食道逆流症，ヒスタミンH_2受容体拮抗薬，プロトンポンプ阻害薬〕を考慮したところ，調整後ハザード比は1.07（95%CI：0.77-1.49，P＝0.67）でした。以上から，ビスフォスフォネートは食道がんの発生と関連しないと結論されました。

　なお，本研究ではマッチングに用いた変数（年齢・性別・診療所・日付）またはマッチされたペアをCox回帰分析の際にどのように扱ったか論文内に明示されていません。もし交絡因子のみ調整して，マッチングに用いた変数は無視してしまう方法を取っていたとしたら，推定値に問題がある可能性

があります[18]。

> ### 第10章のまとめ
>
> ● コホート内症例対照研究（ネスティッド症例対照研究）では，コホート研究のデータを用いて，コホートに含まれる人々を源集団と考え，ケースとコントロールをそのなかから同定する。
> ● コホート内症例対照研究におけるケースの同定には，主にケースコホートサンプリングまたはリスクセットサンプリングが行われる。
> ● マッチド・ペア・コホート研究は，ある曝露因子をもつ人々ともたない人々の間で，何らかの特徴をマッチさせたうえで，アウトカムを比較する方法である。
> ● 症例対照研究においては条件付きロジスティック回帰モデルを用いてマッチングに使った変数で層別化することが必須である。マッチド・ペア・コホート研究においてはマッチングに使った変数を考慮すればよく，層別化は必須ではない。

（岩上将夫）

> Column　同じデータに違う研究デザインを使ったら結論が「逆」に!?

　実は，本章で取り上げた，ビスフォスフォネートと食道がんの症例対照研究[8]とマッチド・ペア・コホート研究[14]は，同じイギリスのプライマリーケアデータベースGeneral Practice Research Database（現在のClinical Practice Research Datalink）を用いて，ほぼ同時期に異なる研究グループから発表された研究です。前者の結論は「ビスフォスフォネートは食道がんのリスクである」，後者の結論は「ビスフォスフォネートは食道がんのリスクではない」でした。一見すると「逆」の結論から，大きな議論が巻き起こり，2つの研究の違いを対比したレビューも出されました[20]。
　2つの結果が「逆」になった理由はいくつか考えられます。

- 症例対照研究ではアウトカム（食道がん）を同定する期間が1995年～2005年，コホート研究では曝露因子（ビスフォスフォネート）を同定する期間が1996年～2006年，とほぼ同時期であったが，解析に含まれた対象者の平均フォローアップ期間は結局，症例対照研究（7.7年）の方がマッチドコホート研究（4.4～4.5年）よりも長かった。
- マッチングの比率は，症例対照研究（ケース：コントロール＝1：5）の方がマッチド・ペア・コホート研究（曝露：非曝露＝1：1）よりも大きかった。
- 考慮した交絡因子の種類数は，症例対照研究（BMI，飲酒歴，喫煙歴）の方がマッチド・ペア・コホート研究（BMI，飲酒歴，喫煙歴，ホルモン補充療法，NSAIDs，バレット食道，胃食道逆流症，ヒスタミンH_2受容体拮抗薬，プロトンポンプ阻害薬）よりも少なかった。

　一方，この2つの研究の結論を「逆」と考えること自体にも焦点が当たりました。結果をよくみると，症例対照研究の調整後オッズ比は1.30（95%信頼区間1.02-1.66），マッチド・ペア・コホート研究の調整後ハザード比は1.07（95%信頼区間0.77-1.49）であり，信頼区間が大きく重複しています。一般的に，95%信頼区間（無限回，研究を行った場合に，真実の値が95%の確率で含まれる区間）が1をまたぐ場合にP値（曝露とアウトカムの間に関係がないという帰無仮説のもとで今回の研究結果が観察される確率）は0.05より大きく，1をまたがない場合にP値は0.05未満になります。このP値0.05を基準に，「有意である，すなわち曝露とアウトカムの間

に関係がある」または「有意でない，すなわち曝露とアウトカムの間に関係はない」と，私達は白黒つけて結論したくなってしまいます．しかし，これがそもそも適切な考え方ではありません．真実の値は，各研究の信頼区間のどこかにある可能性が高く，(2つの研究ともにバイアスが大きくないと考える限りは) 2つの研究の信頼区間が重なっているところにある可能性がより高い，と考えることが自然です．

リアルワールドデータに多くの研究者がアクセスできる時代になり，今回の2つの例のように，同じリサーチ・クエスチョンに対して複数の研究グループが異なるアプローチで取り組むことが多くなっています．そのようななかで，論文を読んで解釈する側にもますますリテラシーが求められる時代になってきています．

（岩上将夫）

Reference

1) 康永秀生. できる！ 臨床研究 最短攻略50の鉄則. 金原出版，東京，2017.
2) Vandenbroucke JP, Pearce N. Case-control studies: basic concepts. Int J Epidemiol. 2012; 41: 1480-9.
3) Knol MJ, Vandenbroucke JP, Scott P, et al. What do case-control studies estimate? Survey of methods and assumptions in published case-control research. Am J Epidemiol 2008; 168: 1073-81.
4) Herrett E, Gallagher AM, Bhaskaran K, et al. Data resource profile: Clinical Practice Research Datalink (CPRD). Int J Epidemiol 2015; 44: 827-36.
5) Hsing AW, Ioannidis JP. Nationwide population science: lessons from the Taiwan National Health Insurance Research Database. JAMA Intern Med 2015; 175: 1527-9.
6) Marsh JL, Hutton JL, Binks K. Removal of radiation dose response effects: an example of over-matching. BMJ 2002; 325: 327-30.
7) Woodward M. Epidemiology: study design and data analysis. p265, Chapman and Hall, Boca Raton, 1999.
8) Green J, Czanner G, Reeves G, et al. Oral bisphosphonates and risk of cancer of oesophagus, stomach, and colorectum: case-control analysis within a UK primary care cohort. BMJ 2010; 341: c4444
9) Richardson K, Fox C, Maidment I, et al. Anticholinergic drugs and risk of dementia: case-control study. BMJ 2018; 361: k1315.

10) Lapi F, Azoulay L, Yin H, et al. Concurrent use of diuretics, angiotensin converting enzyme inhibitors, and angiotensin receptor blockers with non-steroidal anti-inflammatory drugs and risk of acute kidney injury: nested case-control study. BMJ 2013; 346: e8525.
11) Tadokoro F, Morita K, Michihata N, et al. Association between sugammadex and anaphylaxis in pediatric patients: a nested case-control study using a national inpatient database. Paediatr Anaesth 2018; 28: 654-9.
12) Douglas IJ, Bhaskaran K, Batterham RL, et al. Bariatric surgery in the United Kingdom: a cohort study of weight loss and clinical outcomes in routine clinical care. PLoS Med 2015; 12: e1001925.
13) Matthews A, Langan SM, Douglas IJ, et al. Phosphodiesterase type 5 inhibitors and risk of malignant melanoma: matched cohort study using primary care data from the UK Clinical Practice Research Datalink. PLoS Med 2016; 13: e1002037.
14) Cardwell CR, Abnet CC, Cantwell MM, et al. Exposure to oral bisphosphonates and risk of esophageal cancer. JAMA 2010; 304: 657-63.
15) Greenland S, Morgenstern H. Matching and efficiency in cohort studies. Am J Epidemiol 1990; 131: 151-9.
16) 康永秀生, 笹渕裕介, 道端伸明, 他. できる！ 傾向スコア分析 SPSS・Stata・Rを用いた必勝マニュアル. 金原出版, 東京, 2018.
17) Rothman KJ, Greenland S, Lash TL, eds. Chapter 16 applications of stratified analysis methods. Modern epidemiology, 3rd ed. Lippincott Williams & Wilkins, Philadelphia, 2008.
18) Sjölander A, Greenland S. Ignoring the matching variables in cohort studies-when is it valid and why? Stat Med 2013; 32: 4696-708.
19) Ishikawa H, Yasunaga H, Matsui H, et al. Differences in cancer stage, treatment and in-hospital mortality between patients with and without schizophrenia: retrospective matched-pair cohort study. Br J Psychiatry 2016; 208: 239-44.
20) Dixon WG, Solomon DH. Bisphosphonates and esophageal cancer—a pathway through the confusion. Nat Rev Rheumatol 2011; 7: 369-72.

第11章

自己対照研究デザイン
― インフルエンザが急性心筋梗塞のリスクを高める？

研修医X：I先生，ある論文[1]によると，インフルエンザウイルス感染は急性心筋梗塞のリスクを増やすらしいのですが，聞いたことのない研究デザインが使われています。

指導教員I：どんな研究デザインでしょうか？

研修医X 「self-controlled case-series」と書いてあります。

指導教員I それは，自己対照研究デザインの一種である自己対照ケースシリーズのことですね，同じ人のなかで曝露（インフルエンザウイルス感染）がある期間とない期間のアウトカム（急性心筋梗塞）発生を比較しているでしょう？

研修医X どうやらそのようです。でも，どうして従来の研究デザイン，例えばコホート研究にしなかったのでしょうか？

指導教員I 良い質問ですね。では，逆に質問ですが，X先生がこのテーマでコホート研究をしようと思った場合，どうしますか？

研修医X コホート研究ですから，インフルエンザにかかった人とかかっていない人をリクルートする必要があると思います。

指導教員I では，インフルエンザにかかった人は病院でリクルートするとして，インフルエンザにかかっていない人にどうやって研究に参加してもらいます？

研修医X 病院のホームページで募ったり，インフルエンザウイルス感染と診断された患者さんの家族のなかで，インフルエンザウイルスにかかっていない人に協力してもらったりするのはどうでしょう？

指導教員I かなり難しいと思いますが，百歩譲ってそれができたとして，そのインフルエンザにかかっていない人々はインフルエンザにかかった人々と特徴が似ているでしょうか，異なるでしょうか？

> [研修医X] うーん，だいぶ異なる気がします．年齢や性別が異なるだけでなく，糖尿病がある人や，生活習慣が乱れている人の方が，免疫力が低下してインフルエンザにかかる可能性が高そうですから．
>
> [指導教員I] そうですね，もちろん糖尿病や生活習慣の乱れは心筋梗塞のリスクファクターですから，コホート研究を行う場合，これらの交絡因子が大きな問題になりそうですね．
>
> [研修医X] インフルエンザウイルス感染のランダム化比較試験もできないですからね．
>
> [指導教員I] そこで，自己対照研究デザインの登場です．

1 自己対照研究デザインとは

観察研究における従来の主な研究デザインは，アウトカムを発生した人と発生していない人の曝露の有無を比較する**症例対照研究（ケース・コントロール研究，case control study）** と，曝露がある人とない人のアウトカムの発生を比較する**コホート研究（cohort study）** です．その主な目的は，曝露因子のアウトカムに対する影響（相対リスク）を妥当に推定することです．

観察研究においては**交絡因子（confounding factor）** が存在し，曝露とアウトカムの関係を推定する際に結果を歪めます．その影響を小さくするために，多変量回帰モデルや傾向スコア分析などの統計学的手法が用いられます．しかし，未知または未測定交絡因子に対処することは困難です．特に，これらの交絡因子の個人差が大きい場合，求められる相対リスクは真実の値からかけ離れてしまうでしょう．

これに対し，比較の対照を他人ではなく，個人のなかの違う時期に設定する研究デザインが存在し，**自己対照研究デザイン（self-controlled study design）** と呼ばれます．同じ人のなかでアウトカムが発生した時期と発生し

表 11-1 従来の研究デザインと自己対照研究デザインの比較

	比較の対照	
	アウトカムあり vs. アウトカムなし	曝露あり vs. 曝露なし
従来の主な研究デザイン（個人間の比較）	症例対照研究（アウトカムがある人 vs. ない人）	コホート研究（曝露がある人 vs. ない人）
自己対照研究デザイン（個人内の比較）	ケース・クロスオーバー法（アウトカムがある期間 vs. ない期間）	自己対照ケースシリーズ（曝露がある期間 vs. ない期間）

ていない時期の曝露の有無を比較する研究デザインが**ケース・クロスオーバー法**（case-crossover method）[2]，同じ人のなかで曝露がある期間とない期間のアウトカムの発生を比較する研究デザインが**自己対照ケースシリーズ**（self-controlled case series）[3]です（表 11-1）。

個人のなかで時間とともに変化しない因子（例：リスク遺伝子の有無や食習慣）は仮に未知または未測定であっても実質的に無視できる点が，自己対照研究デザインの際立った特徴です。ただし，個人のなかで時間とともに変化する因子（例：年齢やさまざまな内服薬の有無）は交絡因子になりえますので，統計学的手法を用いた調整が必要です。

自己対照研究デザインでは，アウトカムが一度も発生していない人の情報は必要ありません。なぜなら，解析の際に相殺されてしまうからです。アウトカムが発生した人のみ情報収集の対象とすれば十分です。このため，自己対照研究デザインは case-only design[4] や case-series method[5] と呼ばれることもあります。

実は自己対照研究デザインは，アウトカムが発生していない人を研究にリクルートすることが難しかった状況で考案された研究デザインです[2]（本章コラム「研究対象者のリクルートは難しい」参照）。しかしリアルワールドデータ（第 1 章参照）が研究に利用できるようになった近年では，研究対象者のリクルートのしやすさよりも，（従来の研究デザインに比べて）交絡因子

の対処に優れている可能性を期待して，自己対照研究デザインが用いられる機会が増えています。

　一方，後述するように，ケース・クロスオーバー法や自己対照ケースシリーズを用いて曝露因子のアウトカムに対する影響（相対リスク）を妥当に推定するためには，それぞれの研究デザインに特有の仮定を満たす必要があります。これらの仮定を満たしていない状況では，自己対照研究デザインは（従来の研究デザインに比べて）劣る可能性が高いと考えられます。

　それでは，ケース・クロスオーバー法および自己対照ケースシリーズについて，まずは実例を紹介しイメージを掴んでいただいたうえで，それぞれの手法の注意点について解説していきます。なお，自己対照研究デザインには他に sequence symmetry analysis という手法も存在しますが[6]，臨床疫学論文ではあまりみられないため，割愛します。

2　ケース・クロスオーバー法

(1) ケース・クロスオーバー法の例

　ケース・クロスオーバー法は，1991 年に Maclure がコーヒー摂取や性行為と心筋梗塞の関係を検討するために提案しました[2]。以降，日々の大気汚染の程度と心血管・呼吸器系アウトカムの関係[7]や，処方薬と副作用の関係[8]の検討などに用いられてきました。

| 研究例 1　ベンゾジアゼピンと交通事故の関係[9] |

　論文の著者らは，1992 年 8 月〜1995 年 6 月のスコットランドの一地域の交通事故記録から，交通事故を起こした 19,386 人の運転手を同定しました。その人達の処方データを入手し，交通事故を起こした日をケース期間とし，過去の 18 週間の同じ曜日をコントロール期間として，それぞれの日のベンゾジアゼピン処方の有無を同定しました（図 11-1）。

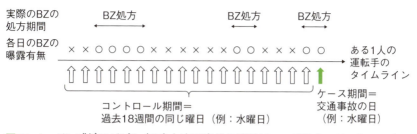

図 11-1 ベンゾジアゼピン（BZ）と交通事故の関係についてのケース・クロスオーバー法のイメージ

（文献9の情報をもとに筆者が独自に作成）

19,386人のうち916人が研究期間中に一度以上ベンゾジアゼピンの処方記録があり，235人が交通事故当日にベンゾジアゼピンに曝露されていたと想定されました。条件付きロジスティック回帰分析（conditional logistic regression model）の結果，ベンゾジアゼピン処方の交通事故に対するオッズ比〔95％信頼区間（CI）〕は 1.62（1.24-2.12）と推定されました。

以上から，ベンゾジアゼピンは交通事故のリスクを増やすことが示唆されました。

研究例2　非ステロイド性消炎鎮痛薬（NSAIDs）と脳卒中の関係[10]

論文の著者らは，2005年〜2006年の台湾国民健康保険データベースを用いて，2006年に虚血性脳卒中で入院した28,424人と出血性脳卒中で入院した9,456人を同定しました。入院1〜30日前をケース期間とし，入院91〜120日前をコントロール期間とし，それぞれの期間の各種NSAIDs（セレコキシブやケトロラクなど）の処方の有無を同定しました（図11-2）。

条件付きロジスティック回帰分析（conditional logistic regression model）を用いて，時間とともに変化すると考えられた交絡因子（降圧薬，アンジオテンシン変換酵素（ACE）阻害薬またはアンジオテンシンⅡ受容体遮断薬（ARB），βブロッカー，Ca拮抗薬，スタチン，インスリン，スルフォニル尿素（SU）薬，チアゾリジン薬，アスピリンの処方有無）を調整した結果，虚

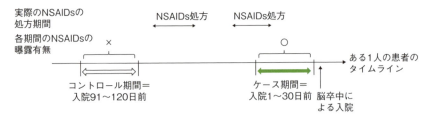

図 11-2 非ステロイド性消炎鎮痛薬（NSAIDs）と脳卒中の関係についてのケース・クロスオーバー法のイメージ

(文献 10 の情報をもとに筆者が独自に作成)

血性脳卒中および出血性脳卒中に対するオッズ比（95%CI）は，例えばセレコキシブは 1.20（1.00-1.44）および 1.07（0.72-1.59）であったのに対し，ケトロラクは 1.90（1.39-2.60）および 2.69（1.56-4.66）でした。感度分析として，ケース期間を入院 8〜30 日前と定義した場合や，コントロール期間を入院 31〜60 日前や入院 61〜90 日前と定義した場合にも，結果は大きく変わりませんでした。

以上から，ケトロラクなど特定の NSAIDs は脳卒中のリスクを高めることが示唆されました。

(2) ケース・クロスオーバー法の注意点

1) 必要な仮定

ケース・クロスオーバー法を用いて曝露因子のアウトカムに対する影響（相対リスク）を妥当に推定するには，以下の仮定を満たす必要があります。
① 曝露が間欠的で，その影響が一過性であり，持ち越し効果がないこと
② アウトカムが稀であり，突然発生する類のもので，曝露がない期間でその発生率が一定であること
③ 研究対象期間に曝露のトレンドが大きく変化していないこと

① および ② については，生物学的または常識的に仮定の妥当性を判断することが多いと思われます。③ については，研究対象期間の曝露の発生率のト

レンドを確認し，大きく変化している（例：ある薬剤が保険適用になり急速に普及している）ようであれば，アウトカムが発生していない人のデータも解析に用いることによりその影響を調整する case-time-control デザイン[11]や，未来のデータを用いる case-case-time-control デザイン[12]が考慮されます。

2）解析方法

ケース・クロスオーバー法の解析には，Mantel-Haenszel 法[13]や条件付きロジスティック回帰分析（マッチングを考慮したロジスティック回帰分析）を用いて，同じ人のなかでケース期間とコントロール期間が対応していることを考慮します。その際，ケース期間とコントロール期間の両方とも曝露がある場合，または両方とも曝露がない場合（"concordant" なペア）は解析の際に相殺されるため，ケース期間とコントロール期間で曝露の有無が食い違う場合（"discordant" なペア）のみ解析に使われます。この点については，マッチングを用いた症例対照研究に対して Mantel-Haenszel 法や条件付きロジスティック回帰分析を用いる際に，マッチされたケースとコントロールで曝露の有無が食い違う場合のみ解析に使われること，と実質的に同じです。

ケース・クロスオーバー法ではコントロール期間の取り方（タイミング，長さ，および回数）に大きな自由度があり，研究者が操作できてしまうことを問題視する声も聞かれます。これに対し，感度分析として，いくつか異なるコントロール期間の取り方をしても結果が大きく変わらないことを示すことが好ましいと考えられます。

3 自己対照ケースシリーズ

(1) 自己対照ケースシリーズの例

自己対照ケースシリーズは，Farrington が 1995 年に MMR ワクチンと痙攣および無菌性髄膜炎の関係を検討するために提案しました[3]。以降，主に

| Column | ゴルディアスの結び目 |

　観察研究では，交絡をはじめとする種々のバイアスに対処する必要があります。神話になぞらえて，「ゴルディアスの結び目（Gordian knot）を解くがごとく困難である」とも表現されています[14]。神の託宣によって古代の国フリギアの王となったゴルディアスは，神に捧げる牛車の轅（ながえ）に紐を固く結び，「この結び目を解く者こそ，アジア王になるだろう」と予言しました。数世紀後，アレクサンダー大王がこの地を訪れ，剣をふるって一刀両断に結び目を断ち切り，その後予言通りアジア王となりました。

　1991年にケース・クロスオーバー法が発表された際，例として挙げられたのが「性行為と心筋梗塞の関連」でした[2,15]。まさに「ゴルディアスの結び目」を解くがごとし。この関連を調べるためにランダム化比較試験などの介入研究を行うことは不可能でしょう。前向きコホート研究で毎回性行為に関する問診をするのも難しい。症例対照研究では「思い出しバイアス」が問題になるでしょう。ケース・クロスオーバー法が最もふさわしいといえますが，それでも性行為に関する自己報告の信頼性は問題になります。

　研究の結果，性行為は心筋梗塞発症の相対リスクを有意に増加させました。しかしその増加量は小さく，心筋梗塞の発生率も低いことから，性行為が心筋梗塞に及ぼすリスクは極めて小さいと考えられました。論文の結論も「研究結果は，性行為への恐怖を軽減するのに役立つ」というものでした。

（山名隼人）

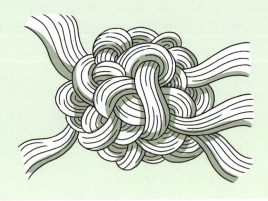

ワクチンや処方薬と副作用の関係の検討に用いられてきましたが[16]，下記に示す例のように感染エピソードや手術を曝露因子とみなした研究にも用いられるようになっています。

> **研究例3** インフルエンザウイルス感染と急性心筋梗塞の関係[1]

論文の著者らは，2008年〜2015年のカナダのオンタリオ州の退院データベースと，リンクされた2009年〜2014年の呼吸器系ウイルス検査の結果（Flu and Other Respiratory Viruses Research コホートの一部）を用いて，インフルエンザウイルス陽性が確定診断された19,729件の検査を同定し，呼吸器検体が取られた日を基準日としました。うち364件（332人の患者）において，基準日の前後1年ずつの期間に急性心筋梗塞による入院が認められました。

基準日から1〜7日後までを曝露がある期間（リスク期間）と考え，それ以外の観察期間（基準日の前52週間とリスク期間終了日の後51週間）を曝露がない期間（ベースライン期間）と考えました（図11-3）。条件付きポアソン回帰分析を用いた結果，ベースライン期間に対するリスク期間のアウトカム発生率比（95%CI）は6.05（3.86-9.50）と上昇を認めました。なお，リスク期間を基準日から1〜3日後と4〜7日後に分けたところ，アウトカム発生率比はそれぞれ6.30（3.25-12.22）と5.78（3.17-10.53）でした。

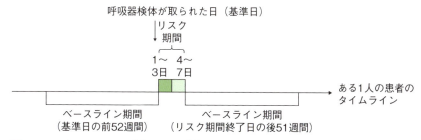

図11-3 インフルエンザウイルス感染と急性心筋梗塞の関係についての自己対照ケースシリーズのイメージ

（文献1の情報をもとに筆者が独自に作成）

追加解析として，基準日から 8〜14 日後と 15〜28 日後の（それ以外の観察期間に対する）アウトカム発生率比も求めたところ，それぞれ 0.60（0.15-2.41）と 0.75（0.31-1.81）であり，上昇は認められませんでした。さまざまな感度分析を行い，例えば（季節性を考慮して）カレンダー上の月を追加で調整したり，観察期間を基準日の前後 2 カ月ずつの期間に限定したり，基準日の直前の期間（2 日間，4 日間，または 7 日間）をベースライン期間から除いて解析したりした場合にも，結果は大きく変わりませんでした。

以上から，インフルエンザウイルス感染後には急性心筋梗塞のリスクが高まることが示唆されました。

研究例 4　肥満手術と心不全増悪の関係[17]

論文の著者らは，アメリカの 3 州の救急外来および入院データを用いて，2005 年〜2011 年に心不全増悪にて救急外来受診または入院した患者のうち，2007 年〜2009 年に肥満手術を受け，術後 2 年間は生存しデータベースのなかに情報があることが確認できた 524 人を研究対象としました。術前 366〜730 日をベースライン期間とし，術前 1〜365 日，術後 0〜365 日，術後 366〜730 日の期間との間で，心不全増悪の発生割合を比較しました（図 11-4）。

条件付きロジスティック回帰分析を用いた結果，術前 366〜730 日に対して，アウトカム発生のオッズ比（95%CI）は，術前 1〜365 日 0.93（0.67-

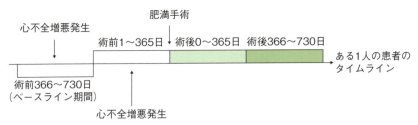

図 11-4　肥満手術と心不全増悪の関係についての自己対照ケースシリーズのイメージ

（文献 17 の情報をもとに筆者が独自に作成）

1.30),術後 0〜365 日 0.71（0.50-1.00），術後 366〜730 日 0.57（0.39-0.82）でした。胆囊摘出術や子宮摘出術を曝露因子として同様の解析を繰り返しましたが，心不全増悪のオッズ比が術後に低下する傾向はみられませんでした。

以上から，肥満手術により特異的に心不全増悪のリスクが低下する可能性が示唆されました。

なお，自己対照ケースシリーズの解析では，条件付きポアソン回帰分析を用いてアウトカム発生率比を計算するのが一般的です。しかし，この研究では細分化した期間がすべて 1 年間であり，かつアウトカム発生の定義を 2 値（1 年間あたり心不全増悪がありかなし）にしているため，条件付きロジスティック回帰分析を用いたと考えられます。このような場合，条件付きポアソン回帰を用いたとしても，ほぼ同様の結果が得られると考えられます。また，術前と術後のアウトカム発生率を単純に比較する方がシンプルであるにもかかわらず，この研究では術前 366〜730 日と術前 1〜365 日をあえて比較しています。術前には心不全増悪のリスクがほぼ変わらないことを強調する意図があったと考えられます。

(2) 自己対照ケースシリーズの注意点

1) 必要な仮定

自己対照ケースシリーズを用いて曝露因子のアウトカムに対する影響（相対リスク）を妥当に推定するためには，以下の仮定を満たす必要があります。
① アウトカムが反復して発生する場合は 1 回目の発生が後の発生確率を変えないこと
② アウトカムの発生がその後の観察期間に影響しないこと
③ アウトカムの発生がその後の曝露の確率に影響しないこと

これらの仮定の妥当性は生物学的または常識的に判断することが多いと思われますが，研究データを用いて簡単に検証する方法も提案されています[18]。①に問題があると考えられる場合には観察期間中の初回の発生だけに注目する，②に問題がある場合には発生後にすぐ死亡した人を除く，③に問

題がある場合には曝露開始の直前の期間を分けて（あるいは除いて）解析する，などにより対処できる可能性があります[19]。

2）解析方法

　自己対照ケースシリーズの解析では，アウトカムの発生が稀である（またはポアソン過程に従って発生する）という前提のもと，条件付きポアソン回帰分析（マッチングを考慮したポアソン回帰分析）を用いて，同じ人のなかで曝露がある期間（リスク期間）とない期間（ベースライン期間）が対応していることを考慮します。その際，時間とともに変化する交絡因子の影響を考慮しない場合には，観察期間中に全く曝露がなかった患者のデータは解析の際に相殺されるため，曝露があった患者のデータのみ解析に使われます。時間とともに変化する交絡因子の影響を考慮する場合には，曝露がなかった患者のデータも解析に使われます。

　なお，自己対照ケースシリーズを提案したFarringtonらが作成しているウェブサイト（http://sccs-studies.Info/index.Html）にて，Stata，R，およびSASのコマンドおよび練習用データセットが公開されています。また最近，自己対照ケースシリーズについての専門書も出版されましたので，さらに勉強したい方はご参照ください[20]。

3）ケース・クロスオーバー法との比較

　自己対照ケースシリーズは，ケース・クロスオーバー法と異なり，アウトカムが発生した後も観察を継続するという特徴があり，アウトカムが繰り返し起こる場合に適した研究デザインです。また，薬剤に持ち越し効果がある場合（例：チアゾリジン薬による骨折リスク上昇[21]）や手術の影響が遅れて出現する場合（例：上述の肥満手術と心不全増悪の関係[17]）にも用いることができます。一方で，上記の仮定①〜③を十分に満たす状況はそう多くないため，自己対照ケースシリーズが適用できるリサーチ・クエスチョンは限られるかもしれません。

4 研究デザインの選択

リアルワールドデータ研究のように既存のデータを利用する場合は，どの研究デザインを選択することも可能です。例えば，ベンゾジアゼピンと（転倒によると考えられる）大腿骨骨折の関係について，イギリスのプライマリーケアデータベース（Clinical Practice Research Datalink）の2001年〜2009年のデータを用いて，以下の4つの異なる研究デザインにより検討されました（いずれも括弧内は95% CI）。

①症例対照研究：多変量調整後オッズ比 1.60（1.49-1.72）
②コホート研究：多変量調整後ハザード比 1.66（1.54-1.78）
③ケース・クロスオーバー法：多変量調整後オッズ比 1.55（1.41-1.70）
④自己対照ケースシリーズ：年齢調整後発生率比：1.37（1.27-1.47）

このように，いずれの研究デザインでも似たような結果になることが確認されました[22,23]。

しかし，どの研究デザインにも特有のバイアスや交絡要因の影響があり，どの研究デザインが最も適切かという議論は尽きません。データの特徴やリサーチ・クエスチョンによっても適切な研究デザインは異なってくると思われます。

一方で，同じリサーチ・クエスチョンを異なるアプローチで検討した結果，似たような結論になったことを示せた場合，それは真の因果関係をより強く示唆していることになるかもしれません。実際に，1つの研究のなかで，症例対照研究と自己対照ケースシリーズの併用[24]，コホート研究と自己対照ケースシリーズとケース・クロスオーバー法の併用[25]，などが試みられています。

4つの研究デザインのなかで唯一，コホート研究のみが相対リスクだけでなく絶対リスクも求めることができる点は，留意するべきでしょう。自己対照ケースシリーズにおいても曝露がある期間のアウトカム発生率は計算され

ます。しかし，自己対照研究デザインではそもそもアウトカムが発生した人だけを解析の対象としているため，この値は（アウトカムが発生していない人も含めた）曝露がある人全員における絶対リスクとは大きく解離します。

第11章のまとめ

- 比較の対照を他人ではなく，個人のなかの違う時期に設定する研究デザインを自己対照研究デザインという。
- 同じ人のなかでアウトカムが発生した時期と発生していない時期の曝露の有無を比較するケース・クロスオーバー法，同じ人のなかで曝露がある期間とない期間のアウトカムの発生を比較する自己対照ケースシリーズの2つがある。
- ケース・クロスオーバー法は，以下の仮定を満たす必要がある。
  ①曝露が間欠的で，その影響が一過性であり，持ち越し効果がない
  ②アウトカムが稀であり，突然発生し，曝露がない期間でその発生率が一定である
  ③研究対象期間に曝露のトレンドが大きく変化していない
- 自己対照ケースシリーズは，以下の仮定を満たす必要がある。
  ①アウトカムが反復して発生する場合は1回目の発生が後の発生確率を変えない
  ②アウトカムの発生がその後の観察期間に影響しない
  ③アウトカムの発生がその後の曝露の確率に影響しない

（岩上将夫）

> Column　研究対象者のリクルートは難しい

　疫学研究において，研究対象者をリクルートし個人情報を集めることは，しばしば困難です。特に健康な人々のリクルートには苦労します。コホート研究においては曝露因子をもつ不健康な人の方が，症例対照研究においてはケース（アウトカムが発生した不健康な人）の方が，積極的に研究に参加してくれます。研究参加者の特徴の偏りがバイアスを起こす可能性には，常に注意しなければなりません。

　健康な人々のリクルートには，電話帳や住民票を使う方法があります。しかし，振り込め詐欺や個人情報漏洩などさまざまな危険がはびこる現代を生きる私達にとって，このような方法がとても大変であることは，想像に難くありません。「ひと昔前だったら，人々はもう少し研究に協力してくれていたに違いない」と思われるかもしれません。しかし，そんな時代は「ひと昔前」ではなく「遥か遠い昔」のようです。

　1991年にケース・クロスオーバー法を提案したMaclureの論文[2]には，従来の症例対照研究の問題点として"Healthy representatives of the general population are no longer easy to recruit in the Boston area."（ボストン地区では，一般人を代表する健康的な人々を募ることは，もはや簡単ではない）と書かれています。1960年後半に行われたコーヒーと下部尿路の悪性腫瘍についての症例対照研究では参加率が90％程度であったのに対し，1980年代に行われたアスベストと腎がんについての症例対照研究では参加率が60％程度まで下がってしまった，とのことです。1980年代にはすでに，人々は個人情報提供に消極的になっていたのでしょうか。

　そこでMaclureが考えた対処法が，ケース・クロスオーバー法であったというわけです。この方法ならば，アウトカムが発生した人から（ケース期間とコントロール期間に関する）情報を収集するだけで研究が成立します。その後1995年に，Farringtonが自己対照ケースシリーズを考案しました。この方法を用いれば，アウトカムが発生した人から（曝露がある期間とない期間に関する）情報を収集するだけで研究が成立します。

　どちらの方法も，健康な研究協力者探しに奔走する必要がありません。その意味で，大変ありがたい研究デザインです。

（岩上将夫）

Reference

1) Kwong JC, Schwartz KL, Campitelli MA, et al. Acute myocardial infarction after laboratory-confirmed influenza infection. N Engl J Med 2018; 378: 345-53.
2) Maclure M. The case-crossover design: a method for studying transient effects on the risk of acute events. Am J Epidemiol 1991; 133: 144-53.
3) Farrington CP. Relative incidence estimation from case series for vaccine safety evaluation. Biometrics 1995; 51: 228-35.
4) Nordmann S, Biard L, Ravaud P, et al. Case-only designs in pharmacoepidemiology: a systematic review. PLoS One 2012; 7: e49444.
5) Smeeth L, Thomas SL, Hall AJ, et al. Risk of myocardial infarction and stroke after acute infection or vaccination. N Engl J Med 2004; 351: 2611-8.
6) 独立行政法人医薬品医療機器総合機構安全第一部分析課．レセプトデータを用いた有害事象発現リスクの評価手法に関する試行調査(3)報告書．平成26年10月．https://www.pmda.go.jp/files/000147904.pdf（Accessed at September 23, 2018）．
7) Carracedo-Martínez E, Taracido M, Tobias A, et al. Case-crossover analysis of air pollution health effects: a systematic review of methodology and application. Environ Health Perspect 2010; 118: 1173-82.
8) Consiglio GP, Burden AM, Maclure M, et al. Case-crossover study design in pharmacoepidemiology: systematic review and recommendations. Pharmacoepidemiol Drug Saf 2013; 22: 1146-53.
9) Barbone F, McMahon AD, Davey PG, et al. Association of road-traffic accidents with benzodiazepine use. Lancet 1998; 352: 1331-6.
10) Chang CH, Shau WY, Kuo CW, et al. Increased risk of stroke associated with nonsteroidal anti-inflammatory drugs: a nationwide case-crossover study. Stroke 2010; 41: 1884-90.
11) Suissa S. The case-time-control design. Epidemiology 1995; 6: 248-53.
12) Wang S, Linkletter C, Maclure M, et al. Future cases as present controls to adjust for exposure trend bias in case-only studies. Epidemiology 2011; 22: 568-74.
13) 塩境一仁，鍵村達夫．ケース・クロスオーバー研究．薬剤疫学 2013; 18: 90-4.
14) Hallas J, Pottegård A. Use of self-controlled designs in pharmacoepidemiology. J Intern Med 2014; 275: 581-9.
15) Muller JE, Mittleman MA, Maclure M, et al. Triggering myocardial infarction by sexual activity. Low absolute risk and prevention by regular physical exertion. Determinants of Myocardial Infarction Onset Study Investigators. JAMA 1996; 275: 1405-9.
16) Gault N, Castañeda-Sanabria J, De Rycke Y, et al. Self-controlled designs in pharmacoepidemiology involving electronic healthcare databases: a systematic review. BMC Med Res Methodol 2017; 17: 25.

17) Shimada YJ, Tsugawa Y, Brown DF, et al. Bariatric surgery and emergency department visits and hospitalizations for heart failure exacerbation: population-based, self-controlled series. J Am Coll Cardiol 2016; 67: 895-903.
18) Whitaker HJ, Ghebremichael-Weldeselassie Y, Douglas IJ, et al. Investigating the assumptions of the self-controlled case series method. Stat Med 2018; 37: 643-58.
19) Petersen I, Douglas I, Whitaker H. Self controlled case series methods: an alternative to standard epidemiological study designs. BMJ 2016; 354: i4515.
20) Farrington P, Whitaker H, Ghebremichael-Weldeselassie Y. Self-controlled case series studies: a modelling guide with R. Chapman & Hall/CRC Biostatistics Series. CRC Press, Boca Raton, 2018.
21) Douglas IJ, Evans SJ, Pocock S, et al. The risk of fractures associated with thiazolidinediones: a self-controlled case-series study. PLoS Med 2009; 6: e1000154.
22) Requena G, Huerta C, Gardarsdottir H, et al. Hip/femur fractures associated with the use of benzodiazepines（anxiolytics, hypnotics and related drugs）: a methodological approach to assess consistencies across databases from the PROTECT-EU project. Pharmacoepidemiol Drug Saf 2016; 25（Suppl 1）: 66-78.
23) Requena G, Logie J, Martin E, et al. Do case-only designs yield consistent results across design and different databases? A case study of hip fractures and benzodiazepines. Pharmacoepidemiol Drug Saf 2016; 25（Suppl 1）: 79-87.
24) Brauer R, Smeeth L, Anaya-Izquierdo K, et al. Antipsychotic drugs and risks of myocardial infarction: a self-controlled case series study. Eur Heart J 2015; 36: 984-92.
25) Wong AY, Root A, Douglas IJ, et al. Cardiovascular outcomes associated with use of clarithromycin: population based study. BMJ 2016; 352: h6926.

第12章

臨床予測モデル
— 10年以内に心血管イベントが起こる確率は？

若手医師M：今日の午前中の外来で，患者さんに「私は将来，心筋梗塞や脳梗塞になる可能性は高いですか？」と聞かれたのですが，どう答えてよいかわからず困ってしまいました。

指導医I：QRISK計算機という，ウェブ上のツール[1]をご存じですか？ここに，その患者さんの情報を入力してみてください。

若手医師M この患者さんは67歳で，男性，喫煙者で，2型糖尿病の治療中で，……おっ，この患者さんの10年以内の心血管イベントのリスクは，なんと36.4%です。

指導医I そうやって具体的な数値を伝えてあげれば，患者さんも少しは生活習慣を改善してくれるかもしれませんね。

若手医師M でも，この予測はそもそも信用できるものなのでしょうか？

指導医I QRISKの詳細が書いてあるこの論文[2]を読んでください，C統計量は0.88と高いですし，キャリブレーションも問題なさそうですので，それなりに信用できると思いますよ。

若手医師M 「C統計量」に「キャリブレーション」ですか？ あまりよく理解していないので，勉強します。ところで，このQRISKはイギリス人のデータから作られていますね。ということは，日本人には当てはまらないのではないでしょうか？

指導医I 大変鋭い指摘です。当てはまらない可能性があります。私の知る限りでは，日本人を対象にQRISKの予測能を評価した論文はないと思います。

若手医師M その検討をしてみることは，研究になりますか？

指導医I はい，海外で開発されたリスクスコアの外的検証は十分に研究になると思います。でも，どうせなら先生自身で日本人専用のリスクスコアを作ってしまったらどうでしょう？

[若手医師M] そんなことができるのでしょうか!?
[指導医I] はい，臨床予測モデルの概念について理解すればできると思います。

1 多変量回帰モデルと臨床予測モデル

(1) 多変量回帰モデルを作成する背景

　各個人(が属する小集団)のアウトカムを予測する分析モデルを総称して，**臨床予測モデル（clinical prediction model）** と呼びます。臨床予測モデルの解説の前に，多変量回帰モデル（multivariable regression model）のおさらいをしましょう。多変量回帰モデルとは，1つのアウトカム（従属変数）を複数の独立変数で回帰する分析モデルです。アウトカムが連続変数（例：ヘモグロビン値）のときは線形回帰モデル，アウトカムが2値変数（例：死亡，心血管イベントの発生）のときはロジスティック回帰モデル，アウトカム発生までの時間を考慮する場合にはCox回帰モデルやポアソン回帰モデルを作成することが一般的です。

　多変量回帰モデルを作成する背景には以下の3通りがあります。これらを整理しておくことは，臨床予測モデルについて理解する第一歩になります。

〈背景1〉1つの曝露因子とアウトカムの関係に興味がある場合

　例えば，「喫煙者集団は非喫煙集団に比べて心血管イベントを起こしやすいか？」というリサーチ・クエスチョンを立てたとします。興味があるのは，曝露因子である喫煙とアウトカムである心血管イベントの関係です。他の因子，例えば年齢，性別，脂質異常症，高血圧，糖尿病などは交絡因子とみなされます（図12-1 左）。交絡因子を調整する一般的な方法として，心血管イベントをアウトカムとする多変量回帰モデル（例：ロジスティック回帰モデ

ル）のなかに，曝露因子である喫煙に加えて，多くの交絡因子も独立変数として投入します．その結果，喫煙者集団と非喫煙集団の間の相対リスク（例：調整後オッズ比）は，2群の間で交絡因子の分布が均等であったと仮定した場合の，心血管イベントに対する相対リスクを意味します．

〈背景2〉複数の曝露因子とアウトカムの関係に興味がある場合

例えば，「どのような因子をもっている人が特に心血管イベントを起こしやすいか？」というリサーチ・クエスチョンを立てたとします．この場合は，喫煙だけでなく，年齢，性別，脂質異常症，高血圧，糖尿病もすべて興味のある曝露因子です（図12-1右）．心血管イベントをアウトカムとする多変量回帰モデルのなかに，各曝露因子を同時に独立変数として投入します．実はこの多変量回帰モデル，〈背景1〉の多変量回帰モデル（図12-1左）と全く同じになります．ある曝露因子の相対リスクは，その曝露因子がある群とない群の間で，他の曝露因子の分布が均等であったと仮定した場合の，心血管イベントに対する相対リスクを意味します．

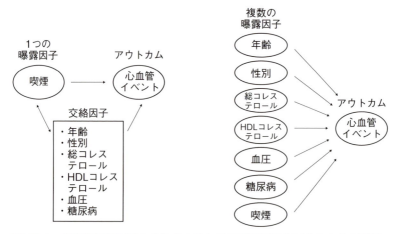

図12-1　多変量回帰モデルを作成するときの曝露因子とアウトカムの関係

〈背景3〉アウトカムの予測自体に興味がある場合

　例えば,「既存のリスク因子の情報を用いて,各個人の心血管イベントの予測は可能か?」というリサーチ・クエスチョンを立てたとします。ここでは既存のリスク因子が,年齢,性別,脂質異常症,高血圧,糖尿病,喫煙とします。この場合に作成される多変量回帰モデルも,〈背景1〉〈背景2〉の多変量回帰モデルと全く同じになります。

　この多変量回帰モデルの分析結果を用いると,さまざまな曝露因子の組み合わせをもつ小集団ごとに,アウトカムが発生する相対リスクおよび絶対リスクを求めることができます。例えば,心血管イベントに対する喫煙の相対リスクが仮に約3倍,男性(対女性)の相対リスクが約2倍であった場合,(喫煙と性別の間の交互作用がないという仮定のもと)男性の喫煙者は女性の非喫煙者に比べて約6倍,心血管イベントを起こしやすいとみなすことができます。絶対リスクの観点では,女性の非喫煙者の心血管イベントの発生割合が仮に約1%であった場合,男性の喫煙者における発生割合は約6%と予測できます。さらに,年齢や脂質,血圧,血糖値などの曝露因子も組み合わせることで,より小さい集団ごとのリスクを計算できます。

(2) 臨床予測モデルとは

　繰り返しますが,臨床予測モデルとは,各個人(が属する小集団)のアウトカムを予測する分析モデルの総称です。前項の〈背景3〉で用いた多変量回帰モデルは,臨床予測モデルに相当します。臨床予測モデルには,多変量回帰モデルだけでなく,さまざまな種類の分析モデルが利用されます。

　臨床予測モデルによって各個人のアウトカムの発生リスクを正確に予測できれば,臨床現場における医療者や患者の意思決定をサポートできる可能性があります。臨床予測モデルのなかでおそらく最も有名なフラミンガム・リスク・スコア(Framingham risk score)は,10年以内の虚血性心疾患の発症を予測します[3]。また,臨床予測モデルは診療ガイドラインにおける治療指針の作成にも応用できます。例えば,アメリカのコレステロール管理ガイ

ドラインでは，心血管イベントの予測確率に応じて異なる治療方針を推奨しています[4]。

臨床予測モデルを作成する際の重要なポイントは，以下の3つです。
①どのように予測モデルを作成するか
②どのような形で結果を提示するか
③どのように予測モデルの予測能を評価するか

本章では上記3点について解説します。その主な目標は，読者が臨床予測モデルを取り上げた論文を難なく読めるようになることです。なお，自ら臨床予測モデルを作成し論文として報告する際には，「個別の予後や診断に関する多変量予測モデルの透明性ある報告のためのガイドライン（Transparent Reporting of a multivariable prediction model for Individual Prognosis Or Diagnosis, TRIPOD）」に遵守することが求められます[5]。日本語訳も公表されていますので[6]，参照することをお勧めします。

2 臨床予測モデルの作成方法

(1) 予測モデルの種類の選択

臨床予測モデルにおいて最もよく用いられる分析モデルは，やはり多変量回帰モデルです。多変量回帰モデルにより予測できるものは，線形回帰モデルでは連続変数（例：医療費）であるアウトカムそのもの，ロジスティック回帰モデルでは2値変数（例：死亡，心血管イベント）であるアウトカムの（ある個人が属する小集団における）発生割合，Cox回帰モデルやポアソン回帰モデルでは2値変数であるアウトカムのある時点における発生率です。

上記以外に，より複雑な統計モデル（例：Lasso回帰/Ridge回帰モデル[7]）や，機械学習（第13章参照）などもあります。

アウトカムを定義するタイミングとして，現在〔例：ヒト免疫不全ウイルス（HIV）の確定診断〕と未来（例：手術後30日以内の死亡，10年以内の

心血管イベント）があります．それぞれに対応する臨床予測モデルは，**診断予測モデル**（diagnostic prediction model）と**予後予測モデル**（prognostic prediction model）と呼ばれます[5]．

（2）予測変数の候補

臨床予測モデルの作成に用いる予測変数の候補として，過去の研究で**リスク因子**（risk factor）や**予後因子**（prognostic factor）と同定されたものを挙げることが基本です．

予後予測モデルにおいて，予測変数の計測のタイミングについて考えておくことは特に重要です．極端な例としては，死亡の予測モデルにおいて，患者が死亡する直前の血圧を測定して予測モデルに投入した場合，予測モデルの予測能はおそらく高くなります．しかし，この予測モデルは「死亡する直前に血圧が低下する」事実を反映しているだけで，臨床現場では役に立ちません．

また，予測変数とアウトカムが似すぎていないか考えておくことも重要です．極端な例として，HIVの抗体検査結果をHIVの確定診断を予測するモデルに投入した場合，予測モデルの予測能はおそらく高くなります．しかし，この予測モデルは「検査結果が陽性なら診断がほぼ確定される」事実を反映しているだけで，臨床現場では役に立ちません．

予測変数が適切かどうかの判断は，しばしば困難です．例えば，1年後の糖尿病の発症を予測するモデルのなかに，現時点のHbA1cを予測変数として投入することは適切でしょうか．糖尿病の診断基準の一部にはHbA1cが含まれます．現時点のHbA1cの値が高ければ1年後に糖尿病と診断される可能性が高く，値が低ければ可能性が低いのは当然である，という見方もあるかもしれません．では，1年後ではなく，5年後の予測モデルであればどうでしょうか．HbA1cの代わりに空腹時血糖であればどうでしょうか．このような疑問に対する答えは，予測モデルが臨床現場で役に立つかどうかという視点から，その領域の複数の専門家間で議論することが望ましいといえるでしょう．

(3) 予測変数の選択

　予測変数の候補を挙げた後は，そのなかからさらに，最終的な臨床予測モデルに用いる変数を選択する必要があります。一般的に臨床現場で測定されることが少ない因子を用いて予測モデルを作ったとしても，臨床現場に適用できる機会は限られてしまいますので，あえて候補から外すこともあります。

　臨床予測モデルの一つの目標は効率性，つまり少ない数の予測因子で正確な予測を行うことです。その方が臨床現場で使いやすいからです。一般に，投入する予測因子の数を増やせば増やすほど，予測モデルの予測能は上昇することが多いと考えられます。しかし，予測能がある一定のレベルまで高くなると，それ以上予測因子を追加しても，予測能はほんのわずかしか向上しないことが多いといえます。あまりに多くの予測因子が必要なモデルでは，予測因子の情報を入手・記録するための手間がかかりすぎてしまい，臨床現場では使い物にならないこともあります。

　シンプルな予測変数の選び方としては，予測変数の候補を1つずつ単変量回帰モデルに投入して，特定の基準（例：P＜0.05やP＜0.1）を満たしたものを最終的な臨床予測モデルに利用する方法が取られることがあります。予測変数の候補を同時に多変量回帰モデルに投入し，特定の基準を満たしたものを最終的な臨床予測モデルに利用する方法も取り得ます。やや複雑な予測変数の選び方としては，**ステップワイズ（stepwise）**法があります。予測変数の候補を1つずつ回帰モデルに加えていく**ステップアップ（step-up）**法，逆に予測変数の候補をすべて投入した回帰モデルから1つずつ減らしていく**ステップダウン（step-down）**法が含まれます。

(4) 過剰適合の回避

　予測変数の候補を挙げ，最終的な予測モデルに用いる因子を選ぶ際には，**過剰適合（overfitting）**に注意が必要です。過剰適合とは，予測モデルを作成したデータセット以外のデータに，予測モデルが適用できなくなる現象を指

します。

　過剰適合は，予測モデルを作成したデータセットのなかでしか意味をもたない変数を組み込んでしまったときに生じることがあります。極端な例として，患者 ID を予測変数として用いてしまった場合，その予測モデルを作成したデータセットに含まれる患者には 100％正しい予測を行うことができますが，それ以外の患者には全く適用できません。

　過剰適合は，アウトカム発生数に対して，回帰モデルに投入する予測変数のカテゴリー数の合計が多すぎる場合にも生じることがあります。例えば，50 人（そのうち 10 人がアウトカム発生）のデータセットを用いて，年齢，性別，脂質異常症，高血圧，糖尿病，喫煙の情報から予測モデルを作成した場合にも，その予測モデルは他のデータに適用できない可能性が高いと考えられます。過剰適合を防ぐための目安として，予測変数のカテゴリー数の合計がアウトカム発生数÷10 を超えないことが推奨されています。

3　臨床予測モデルの結果の提示

　臨床予測モデルを作成できたら，次はその結果をどのように提示するか，臨床現場や臨床研究の場面での使いやすさを考慮しながら決める必要があります。

　多変量回帰モデルの場合，**回帰係数（regression coefficient）** は必ず提示されるべきです。この値があれば，各個人（が属する小集団）のアウトカムの予測値を計算することが可能です。例えば，多変量ロジスティック回帰モデルは一般的に以下の計算式で表されます。

$$\log[p/(1-p)] = \beta_0 + \beta_1 X_1 + \beta_2 X_2 + \cdots + \beta_k X_k$$
（p：アウトカム発生の予測確率，X_1, X_2, ……, X_k：各予測因子，β_0, β_1, β_2, …… β_k：回帰係数）

この式の右辺は足し算ですが，両辺を指数に変換すると右辺は掛け算になり

ます．

$$p/(1-p) = e^{(\beta_0 + \beta_1 X_1 + \beta_2 X_2 + \cdots\cdots + \beta_k X_k)} = e^{\beta_0} e^{\beta_1 X_1} e^{\beta_2 X_2} \cdots\cdots e^{\beta_k X_k}$$

なお，各予測因子のオッズ比は e^{β_1}，e^{β_2}……$e^{\beta k}$ に相当します．この式をさらに変換すると，アウトカム発生の予測確率（p）を求める式になります．

$$p = e^{(\beta_0 + \beta_1 X_1 + \beta_2 X_2 + \cdots\cdots + \beta_k X_k)} / [1 + e^{(\beta_0 + \beta_1 X_1 + \beta_2 X_2 + \cdots\cdots + \beta_k X_k)}]$$

この式に，回帰係数の値および各予測因子の情報を当てはめると，各個人（が属する小集団）のアウトカム発生の予測確率（p）が計算できます．

しかし，論文に示された回帰係数を見ながら，医療従事者が各患者の予測確率を計算することは現実的には難しいでしょう．そこで，以下に示すような結果の提示方法が用いられることがあります．

(1) 自動計算ツール

ウェブ版やダウンロード専用のアプリケーションのように，各予測変数の情報を入力するだけで自動的に各個人（が属する小集団）のアウトカム発生の予測確率を計算してくれるツールが運用されています．その代表例が，冒頭の会話にも出てきた，イギリスのQRISKです．なお，最新版のQRISK3[2]は，2007年に公表されたQRISK[8]，2008年に公表されたQRISK2[9]の続編にあたるものです．

研究例1 10年以内の心血管イベントの予測確率の自動計算ツール（QRISK3）[2]

論文の著者らは，イギリスのプライマリーケアデータベースの一つであるQResearchデータベースを用いて，心血管障害の既往がなくスタチンを投与されていない25～84歳の約789万人のデータから，心血管イベント（冠動脈疾患，脳梗塞または一過性脳虚血発作）を予測するモデルを作成しました．心血管イベントをアウトカムとした多変量Cox回帰モデルに，QRISK2に含まれていた予測変数〔年齢，人種，貧困度，収縮期血圧，body mass index

(BMI),総コレステロール,HDL コレステロール,喫煙,家族歴,糖尿病,高血圧,関節リウマチ,心房細動,慢性腎臓病ステージ 4 または 5〕に加えて,新しく検討されることになった予測変数のうち調整後ハザード比が 0.9 未満または 1.1 より大きく,P 値が 0.01 未満の変数〔慢性腎臓病ステージ 3〜5,収縮期血圧が複数測定されていた場合の標準偏差,偏頭痛,経口ステロイド,全身性エリテマトーデス(SLE),非定型抗精神病薬,重症精神疾患,HIV/後天性免疫不全症候群(AIDS)〕を組み込みました。さらに,各変数と年齢の交互作用(interaction)の情報も予測式に組み込みました。その予測式を用いて,10 年以内の心血管イベントの予測確率の自動計算ツールをウェブ上で公開しました[1]。

(2) ノモグラム

ノモグラム(nomogram)は,多変量回帰モデルの回帰係数を可視化した図です。これを用いると臨床現場でアウトカム発生の予測確率を比較的簡単に求められます。

研究例 2 骨肉腫の転移および生存を予測するノモグラム[10]

論文の著者らは,骨肉腫に対して術前補助化学療法と手術を受けた 557 人の日本人のデータを用いて,3 年後および 5 年後の転移(がない状態)と生存の予測モデルを作成し,ノモグラムとして提示しました。転移と死亡をアウトカムとした多変量 Cox 回帰モデルに,患者の年齢,性別,腫瘍径,腫瘍部位,壊死率(術前補助化学療法によって腫瘍細胞が壊死した割合),病的骨折を最終的に組み込みました。多変量 Cox 回帰モデルの回帰係数(=ハザード比の自然対数をとったもの)からノモグラムを作成しました。図 12-2 に 3 年生存率および 5 年生存率を予測するノモグラムを示します。

このノモグラムの使い方ですが,一番上のポイントと書かれたスケールを参照して,各予測変数の各カテゴリーに対応するポイントを読み取ります。例えば,ある患者の年齢が 15 歳(13〜19 歳)ならば 38 ポイント,性別が女

性ならば 0 ポイント，腫瘍径が 10 cm（>8 cm）ならば 40 ポイント，腫瘍部位が大腿骨遠位部ならば 54 ポイント，壊死率が 60%（50〜89%）ならば 65 ポイント，病的骨折があるならば 47 ポイントとなり，総合ポイントは 244 となります。そして，総合ポイントのスケール上に 244 の目盛りを取り，そこから 3 年生存率と 5 年生存率のスケールに下ろした垂線の足の目盛りを読み取ります。この患者の 3 年生存率は約 50%，5 年生存率は約 42% と予測できます。

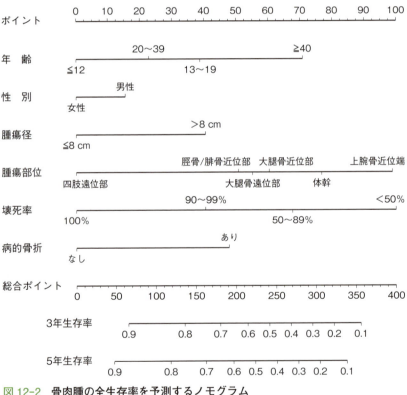

図 12-2 骨肉腫の全生存率を予測するノモグラム
（文献 10 をもとに筆者が独自に作成）

（3）整数スコア

多変量回帰モデルの回帰係数は細かい小数点まで含み，また指数・対数変換を用いる必要も伴いますので，自動計算ツールやノモグラムを使わない場合，臨床現場において計算することは困難です。そこで，各因子の回帰係数を整数に近似する方法があります。もちろん，近似することで予測モデルの予測能は落ちますが，臨床現場や臨床研究の場面で簡単に使えることを優先しています。

各因子の回帰係数は，適当な数（例：4倍[11]）を掛けたうえで整数値に近似したり，ある適当な基準カテゴリーの回帰係数（例：年齢5歳あたりの回帰係数である0.57[12]）で割ったうえで整数値に近似したりすることが一般的です。その理由は，比較的大きな相対リスク（例：オッズ比1.5）の予測変数でも，回帰係数はその自然対数を取ったもの（例：$\log 1.5 \fallingdotseq 0.41$）になるため，回帰係数をそのまま整数値に近似すると多くの予測変数の近似値が0になってしまうからです。

なお，オッズ比やハザード比などの相対リスクを整数値に近似している研究もときに見かけますが，理想的ではありません。なぜなら，上述の多変量回帰モデルを表す計算式において，足し算が成り立つのはあくまで回帰係数（相対リスクの自然対数をとったもの）であり，相対リスク自体ではないためです。

> **研究例3** フラミンガム・リスク・スコア[3]

論文の著者らは，アメリカのフラミンガム在住の30〜74歳の2,489人の男性と2,856人の女性のデータを用いて，虚血性心疾患の発症を予測するモデルを作成しました。予測モデルには，過去の研究で既存のリスク因子と同定されていた年齢，性別，総コレステロール（またはLDLコレステロール），HDLコレステロール，血圧，糖尿病，喫煙を組み込みました。虚血性心疾患の発症をアウトカムとして男女別に多変量Cox回帰モデルを作成し，10年以

表 12-1 男性の虚血性心疾患の発症を予測する Cox 回帰モデルのハザード比, 回帰係数, および整数スコア

	相対リスク (調整後ハザード比)	回帰係数 (β Coefficient)	整数スコア
年齢 (5歳ごと):	1.05	0.04826	—
年齢カテゴリー (歳):			
30〜34	—	—	−1
35〜39	—	—	0
40〜44	—	—	1
45〜49	—	—	2
50〜54	—	—	3
55〜59	—	—	4
60〜64	—	—	5
65〜69	—	—	6
70〜74	—	—	7
総コレステロール (mg/dL):			
<160	1 (Reference)	−0.65945	−3
160〜199		0 (Reference)	0
200〜239	1.31	0.17692	1
240〜279	1.90	0.50539	2
≧280		0.65713	3
HDL コレステロール (mg/dL):			
<35	1.47	0.49744	2
35〜44		0.24310	1
45〜49	1 (Reference)	0 (Reference)	0
50〜59		−0.05107	0
≧60	0.56	−0.48660	−2
血圧 (収縮期, 拡張期) (mmHg):			
理想 (<120, <80)	1 (Reference)	−0.00226	0
正常 (120〜129, 80〜84)		0.28320	0
正常高値 (130〜139, 85〜89)	1.31	0 (Reference)	1
軽度高血圧 (140〜159, 90〜99)	1.67	0.52168	2
重度高血圧 (≧160, ≧100)	1.84	0.61859	3
糖尿病あり (vs. なし):	1.50	0.42839	2
喫煙あり (vs. なし):	1.68	0.52337	2
定数 [baseline survival function at 10 years, S(t)]	—	0.90015	—

(文献 3 をもとに筆者が独自に作成)

表 12-2 男性の整数スコアの合計点と 10 年以内に虚血性心疾患が発生する予測確率の対応表

整数スコアの合計点	10 年以内の虚血性心疾患の発生の予測確率（％）
≦−1	2
0	3
1	3
2	4
3	5
4	7
5	8
6	10
7	13
8	16
9	20
10	25
11	31
12	37
13	45
≧14	≧53

（文献 3 をもとに筆者が独自に作成）

内の虚血性心疾患の発生を予測しました。（論文中に記載はありませんが，おそらく）各回帰係数に 4 を掛けたうえで，または年齢（5 歳ごと）の回帰係数である 0.04826 で各回帰係数を割ったうえで，整数に近似したスコアが作られました。表 12-1 に男性の結果を示します。

さらに，各因子の整数スコアの合計と 10 年以内の冠動脈疾患発生の予測確率（の近似値）の対応も示しています（表 12-2）。このように，整数スコアを用いると，臨床現場で簡単に各患者のリスクを把握することが可能になります。

4 臨床予測モデルの予測能の評価

　作成した臨床予測モデルの予測能は，さまざまな観点から評価でき，その指標にはさまざまなものがあります．予測能を評価する観点としては，**適合度**（goodness of fit），**判別**（discrimination），**較正**（calibration），**再分類**（reclassification）などが挙げられます．以下，それぞれに代表的な指標を紹介します．

(1) 適合度

　適合度は予測モデルの「当てはまりの良さ」を意味し，その代表的な指標が**決定係数（R^2）**です．R^2はアウトカムのばらつきのうち予測モデルによって説明できる割合がどの程度かを意味します．R^2は0から1（0%から100%）までの値を取り，値の大きい方が当てはまりの良いモデルと考えられます．R^2は予測モデルに投入する変数を増やせば値が上昇する特性があるため，モデルに投入する変数の個数で補正した**自由度調整済み決定係数（adjusted R^2）**がしばしば用いられます．

　一般的に，R^2は連続変数をアウトカムとした線形回帰モデルでよく求められる指標です．ロジスティック回帰モデルではMacFaddenやCox and Schnellの擬似決定係数（pseudo-R^2），Cox回帰モデルでは一般化決定係数（generalized R^2）が用いられることもあります．QRISK3の研究では（Cox回帰モデルに対して）R^2が求められており，男性の予測モデルでは54.8%，女性の予測モデルでは59.6%であったと報告されています[2]．

　予測モデルの適合度の指標として，**赤池情報量規準（Akaike Information Criterion, AIC）**や**ベイズ情報量規準（Bayesian information criterion, BIC）**も利用されます．

(2) 判　別

アウトカムが2値変数の場合に，予測モデルがアウトカムの有無を判別（弁別）できる能力を評価する方法があり，その代表的な指標がconcordance index（C-index）の推定値である**C 統計量**（**C-statistic**）です。

まず，各個人（が属する小集団）のアウトカム発生の予測確率が，ある**カットオフ値**より大きい場合にアウトカムありと予測することにします。各個人に対して真のアウトカムのデータがありますので，予測されたアウトカムと真のアウトカムを集計した2×2表（Confusion matrix）が作成できます（図12-3）。そして，このカットオフ値に設定したときの予測モデルの**感度**（**sensitivity**），**特異度**（**specificity**），**陽性的中率**（**positive predictive value, PPV**），**陰性的中率**（**negative predictive value, NPV**）が求まります。

このカットオフ値を小さい値から大きい値に徐々に動かしていったとき，各カットオフ値に対して感度と特異度を計算することができます。その感度を縦軸（Y軸）に，1－特異度を横軸（X軸）に取り，各カットオフ値に対応する点を結んだ曲線が**receiver operating characteristic**（**ROC**）**曲線**です（図12-4）。

この曲線の下に当たる面積が**ROC 曲線下面積**（area under the curve,

		真の結果		合計	
		アウトカムあり	アウトカムなし		
予測結果（あるカットオフ値より大きい?）	アウトカムあり	a 人	b 人	a+b 人	陽性的中度 $=\dfrac{a}{a+b}$
	アウトカムなし	c 人	d 人	c+d 人	陰性的中度 $=\dfrac{d}{c+d}$
合計		a+c 人	b+d 人	a+b+c+d 人	

感度 $=\dfrac{a}{a+c}$　　特異度 $=\dfrac{d}{b+d}$

図 12-3　予測確率のあるカットオフ値に対する予測結果と真の結果の関係を表す 2×2 表

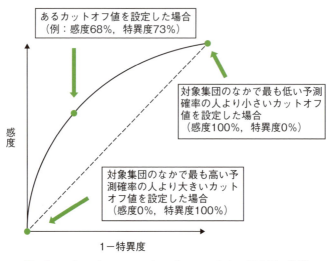

図 12-4　Receiver operating characteristic（ROC）曲線

AUC）と呼ばれ，これが C 統計量に当たります。ROC 曲線下面積は 0.5〜1 の範囲を取り，高いほど識別能は高いと評価されます。0.9 以上は高値，0.7〜0.9 は中等度，0.7 未満は低値と判断されることがあります。

なお，生存時間分析の際は，アウトカムの有無の代わりに，アウトカム発生までの時間の長短を判別する能力を意味する **Harrell の C 統計量**を求めます。QRISK3 の研究では，Harrell の C 統計量は男性の予測モデルでは 0.88，女性の予測モデルでは 0.86 であったと報告されています[2]。

（3）較　正

較正（またはキャリブレーション）とは，予測モデルにより推定された（集団レベルの）アウトカム発生率の予測値と実測値の一致の程度を見る方法です。具体的には，各個人（が属する小集団）のアウトカム発生の予測確率の大きさによって，研究対象集団を複数のグループに分割します。このとき，各グループのなかで予測確率の平均値が計算できます。一方，各グループのなかで，実際のアウトカム発生率も計算できます。これらの値をそれぞれ横

軸（X軸）と縦軸（Y軸）に取ると，**較正曲線（calibration curve）** を描くことができ，アウトカム発生率の予測値と実測値がおおよそ一致しているかどうか判断できます。統計学的な検定には，**Hosmer-Lemeshow検定**が行われます。P値が大きければ較正に問題はないと判断されます。ただし，このP値は研究のサンプルサイズにも影響を受け，小規模の研究ほどP値は大きくなりやすいため注意が必要です。

予測モデルのなかには，判別が良くても較正に問題があるものや，較正に問題はなくても判別が悪いものがあります。よって，両方の観点から予測モデルを評価することが勧められます。

研究例4 外傷で入院した患者の退院時の身体機能障害を予測するモデルの作成と評価[13]

論文の著者らは，日本のDiagnosis Procedure Combination（DPC）データベースを用いて，外傷で入院した患者の退院時の身体機能障害を予測するモデルを開発し，その評価を行いました。予測モデルの作成には2010年4月〜2013年3月の1,475,158人のデータを使い，予測モデルの評価には2013年4月〜2015年3月の939,659人のデータを使いました。退院時の身体機能障害は，Barthel Index 60未満と定義しました（つまり，もともと連続変数であったアウトカムを，この研究のために2値変数のアウトカムに置き換えたということです）。入力された外傷関連のICD-10コードを36個（例：上肢の切断，大腿骨骨折など）に分類しました。アウトカムを予測する多変量ロジスティック回帰モデルに年齢，性別，Charlson併存疾患指数[14]，および36個の分類の有無の情報を投入し，36個の分類に対してそれぞれ求められた係数の合計をdisability predictive indexと定義しました。例えば，ある患者に上肢の切断と大腿骨骨折を示唆するICD-10コードが付けられていた場合，その患者のdisability predictive indexは0.30点と1.31点の合計1.61点となります。

判別の評価を行ったところ，disability predictive index自体のC統計量は

0.795〔95％信頼区間（CI）：0.794-0.795〕であり，さらに年齢・性別とCharlson併存疾患指数を加えた場合の予測モデルのC統計量は0.856（95％CI：0.855-0.857）でした．較正として，予測モデルの評価を行った対象集団を10個のグループに分割し，各グループに対してアウトカム発生の予測確率の平均値と実測値を計算したところ，おおよそ一致していることが確認できました．なお，この研究ではHosmer-Lemeshow検定のP値は示されていませんが，P値は大きいことが期待されます．

（4）再分類

既存の予測モデルから新しい予測モデルにアップデートした際や，既存の予測モデルに新たな予測変数（例：新規バイオマーカー）を加えた際に，リスクが再分類できる能力を評価する方法が近年提唱されました[15]．代表的な指標として**純再分類改善度（net reclassification improvement, NRI）**や**統合識別改善度（integrated discrimination improvement, IDI）**が計算されます．

NRIは，予測モデルから計算された予測確率を用いて対象者を複数（例：3つ）のリスクカテゴリーに分ける際に，新たなモデルによって対象者が他のリスクカテゴリーに移動する割合（好ましい移動の割合—好ましくない移動の割合）を，アウトカム発生群と非発生群に分けて計算し，足し合わせたものです．再分類を提唱した論文のなかでは[15]，フラミンガム研究のデータセットを用いて，HDLコレステロールを加えない虚血性心疾患の予測モデルにHDLコレステロールを加えたときのNRIを計算した例が示されています（図12-5）．

なお，アウトカム発生群と非発生群のモデル改善率の計算結果をそのまま足し合わせたものがNRIですが，各群の大きさが（重みとして）考慮されていないため，群ごとにモデル改善率を解釈する方が適切かもしれません．

この複数のリスクカテゴリーから求めるNRIの問題点の一つは，恣意的にリスクカテゴリーの区分が決められてしまうことです．そこで，リスクカテゴリーを連続的なものと考え，対象者の予測確率が新しい予測モデルによっ

HDLを含まない予測モデルによるリスクカテゴリー	アウトカム(虚血性心疾患)の発生群 HDLを加えた予測モデルによるリスクカテゴリー			合計(人)
	<6%	6~20%	>20%	
<6%	39	15	0	54
6~20%	4	87	14	105
>20%	0	3	21	24
合計(人)	43	105	35	183

(改善: 上三角、悪化: 下三角)

HDLを含まない予測モデルによるリスクカテゴリー	アウトカム(虚血性心疾患)の非発生群 HDLを加えた予測モデルによるリスクカテゴリー			合計(人)
	<6%	6~20%	>20%	
<6%	1959	142	0	2101
6~20%	148	703	31	882
>20%	1	25	72	98
合計(人)	2108	870	103	3081

$$\text{アウトカム発生群のモデル改善率} = \frac{29-7}{183} \fallingdotseq 0.1202 (12.02\%)$$

$$\text{アウトカム非発生群のモデル改善率} = \frac{174-173}{3081} \fallingdotseq 0.0003 (0.03\%)$$

NRI = 0.1202 + 0.0003 = 0.121

図 12-5　純再分類改善度(NRI)の計算の具体例

(文献 15 をもとに筆者が独自に作成)

て単に上昇したか低下したか(好ましい移動の割合—好ましくない移動の割合)をアウトカム発生群と非発生群に分けて計算し足し合わせることで,NRI を求めることもできます.

しかし,この NRI の求め方では,予測確率の変化の向きを考慮しただけで,その変化量までは考慮されていません.そこで変化量の大きさも(重みとして)考慮し計算したものが IDI に当たります.なお,図 12-5 のフラミンガム研究のデータセットにおける IDI は 0.009 でした[15].

ちなみに,既存の予測モデルに新たな予測変数を加えたときに,判別の指標である C 統計量(ROC 曲線下面積)の変化をみることも 1 つの方法です.しかし,追加した予測変数が予測モデルの感度または特異度のどちらか一方しか変化させない場合,感度と特異度のトレードオフ関係を同一曲線上に書く ROC 曲線には反映されず,ROC 曲線下面積もほとんど変化しないことがあるようです.再分類を提唱した論文のなかでは,HDL コレステロールを加えたときの予測モデルの C 統計量の変化(0.762 から 0.774 に増加)に有意差は認めませんでしたが($P=0.092$),NRI や IDI には有意差を認めたことが示

されています (それぞれ P＜0.001 と P＝0.008)[15]。よって、判別や較正だけでなく、再分類の観点からも予測モデルを評価することが近年では徐々に多くなっています。

5 臨床予測モデルの評価の対象

最後に、予測モデルの予測能の指標（適合度、識別、較正、再分類などの観点から予測モデルを評価する際の代表的な指標）をどのような人々を対象に求めればよいか、いくつかの方法を紹介します。

(1) 内的検証

研究対象集団のなかで予測モデルの予測能を検討することを**内的検証** (internal validation) と呼びます。まず一番単純な方法として、予測モデルを作成したデータセットそのもので評価を行う方法があり、フラミンガム・リスク・スコアの研究ではその方法が用いられていました[3]。しかし、本来よりも予測モデルの予測能が高く評価されてしまうことがあるため、特に研究のサンプルサイズが小さいときにはお勧めできません。そこで、以下のようないくつかの方法が取られます。

1) サンプル分割法

サンプル分割法 (split sample method) は、手持ちのデータを大きく2つに分けて、片方 (derivation set) を予測モデルの作成に、もう片方 (test set) を予測モデルの評価に使う方法です。例えばQRISK3の研究では、全体の3/4に当たる人々（約789万人）をランダムに選び予測モデルの作成に、残り1/4（約267万人）を予測モデルの評価に使用しました[2]。

ランダムではなく、時間や場所（地域や医療施設）などによってデータを分割する方法も取り得ます。例えば、研究例4に挙げた外傷入院患者の退院時身体機能障害の研究では[13]、5年間の研究用データのうち、最初の3年間（2010年4月～2013年3月）を予測モデルの作成に、残りの2年間（2013年

4月〜2015年3月）を予測モデルの評価に使用しました。

この方法の弱点は，研究のサンプルサイズが小さいときに統計学的検出力がさらに低下したり，分割の仕方によっては作成された予測モデルや評価の結果が変動したりすることです。

2）再抽出法

再抽出法（resampling method）には，**交差検証**（cross validation）やブートストラップ法（bootstrapping）などが含まれます[16]。

交差検証は，データを分割し予測モデルの作成と評価を繰り返す手法です。例えば10分割による交差検証では，10個のうち9個の分割データを用いて予測モデルを作成し，残り1個の分割データで評価を行います。これを10回繰り返し，平均したものを最終的な予測モデルの評価とみなします。ブートストラップ法は，全体からランダムに特定の人数を選び出した小サンプル（ブートストラップサンプル）を用いて予測モデルの作成と評価を100回以上繰り返す方法です。

これらの方法により，研究のサンプルサイズが小さいときにも，本来の予測モデルの予測能を正しく推定できることが期待されます。

（2）外的検証

ある対象集団で作成された予測モデルが，それ以外の人々にどれだけ当てはまるか検討することを**外的検証**（external validation）と呼びます。外的検証を行う対象集団が，予測モデルが作成された対象集団の特徴から離れれば離れるほど，予測モデルの予測能は低くなることが予想されます。しかし，それでもある程度の予測能が示されれば，海外で作成された予測モデルを日本の臨床現場で使用することも考慮されるでしょう。逆に，日本で作成された予測モデルが海外のデータにおいても同程度の予測能を示せば，それは一般化可能性が高いものとして海外でも受け入れられるかもしれません。

例えば，研究例2に挙げた骨肉腫の転移および生存を予測するノモグラムの研究[10]では，557人の日本人のデータで作成した予測モデルを，513人の韓

国人のデータで外的検証しました。その結果，内的検証で得られたC統計量（転移に対しては0.631，死亡に対しては0.679）と近いC統計量（転移に対しては0.682，死亡に対しては0.665）が示され，予測モデルは**外的妥当性**（external validity）が高いことが示唆されました。外的妥当性は**一般化可能性**（generalizability）とほぼ同義です。

また外的検証とともに，予測モデルの回帰係数や整数スコアの重み付けを変更し，運用する対象集団により当てはまる予測モデルにアップデートすることもできます。例えば日本の吹田研究では，フラミンガム・リスク・スコアの外的検証とともに，整数スコアの重み付けを変更し，さらに慢性腎臓病も予測変数として加えた「吹田スコア」を開発しました[17]。1987年に作成されたCharlson併存疾患指数[14]も，より現代のデータに当てはまるように重み付けが変更されたアップデート版が2011年に提案され，6カ国（オーストラリア，カナダ，フランス，日本，ニュージーランド，スイス）のデータで外的検証がされています[18]。

第12章のまとめ

- 各個人（が属する小集団）のアウトカムを予測する分析モデルを総称して，臨床予測モデルと呼ぶ。
- 臨床予測モデルの作成のステップとして，予測モデルの種類の選択，予測変数の候補のリストアップ，予測変数の選択がある。
- 予測変数の選択の際，過剰適合に注意する。
- 臨床予測モデルの結果の提示方法として，自動計算ツール，ノモグラム，整数スコアなどがある。
- 予測能を評価する観点として，適合度，判別，較正，再分類などがある。

（松居宏樹，岩上将夫）

Column　QRISK に寄せられた批判と対応

　最初の QRISK が 2007 年に公表された際[8]，さまざまな批判が BMJ (British Medical Journal) のウェブサイトに寄せられました[19]。その批判の一つが「QRISK の項目の 1 つである総コレステロール/HDL コレステロール比が，アウトカムである心血管イベントと有意に関連していない（1 単位あたりの調整後ハザード比（95%CI）：男性 1.001（0.999-1.003），女性 1.001（0.999-1.002）のはおかしい」というものでした。

　臨床予測モデルに期待される役割は，アウトカムの正確な予測をすることです。その視点に立つならば，一つひとつの項目とアウトカムの関係が先行研究と矛盾しないことまで求めるのは，過度な期待かもしれません。しかし，QRISK を作った Hippisley-Cox らは，解析をやり直し原因を追究する対応をみせました[20]。そのなかで，総コレステロールと HDL コレステロールの欠損データに対する多重代入法（multiple imputation）のやり方に問題があった可能性が浮かび上がりました。

　臨床予測モデルを作成したデータセットにおいて，もともと多くの人々に総コレステロール（男性 64%，女性 63%）と HDL コレステロール（男性 75%，女性 73%）の欠損がありました。これらの欠損データに対し，「ランダムでない欠測（missing not at random）」を仮定し，多重代入法を用いて欠損データを補完したうえで臨床予測モデルを作成していたわけです（第 8 章参照）。

　再解析にあたって Hippisley-Cox らは，（当初の解析の際）欠損値補完のための多変量回帰モデルに，アウトカム変数を入れ忘れていたことに気付いたそうです[20]。さらに，ベースラインでスタチンを処方されていた人々（全体の 1.1%）を除き，複数の変数（追跡期間中のアスピリン，スタチン，降圧薬の処方回数および高血圧と糖尿病の診断）を追加で多変量回帰モデルに投入した結果，総コレステロール/HDL コレステロール比はアウトカムである心血管イベントと有意に関連していること〔1 単位あたりの調整後ハザード比（95%CI）：男性 1.195（1.173-1.218），女性 1.170（1.137-1.205）〕が示されました。特に，アウトカム変数を加えたときのハザード比の変化が大きく，「欠損値補完のための多変量回帰モデルにはアウトカム変数を入れるべきである」と主張する論文[21]をサポートする発見であった，と Hippisley-Cox らは考察しています[20]。

このような厳しい批判に誠実に対応した Hippisley-Cox らは,QRISK を皮切りに,骨折のリスクを予測する QFracture[22],消化管出血や頭蓋内出血のリスクを予測する QBleed[23],死亡のリスクを予測する QMortality[24],など数々の臨床予測モデルを発表しています。

(岩上将夫)

Reference

1) Welcome to the QRISK® 3-2018 risk calculator.
   https://qrisk.org/three
2) Hippisley-Cox J, Coupland C, Brindle P. Development and validation of QRISK3 risk prediction algorithms to estimate future risk of cardiovascular disease: prospective cohort study. BMJ 2017; 357: j2099.
3) Wilson PW, D'Agostino RB, Levy D, et al. Prediction of coronary heart disease using risk factor categories. Circulation 1998; 97: 1837-47.
4) Grundy SM, Stone NJ, Bailey AL, et al. 2018 AHA/ACC/AACVPR/AAPA/ABC/ACPM/ADA/AGS/APhA/ASPC/NLA/PCNA guideline on the management of blood cholesterol: a report of the American College of Cardiology/American Heart Association Task Force on Clinical Practice Guidelines. J Am Coll Cardiol 2019; 73: e285-e350.
5) Moons KG, Altman DG, Reitsma JB, et al. Transparent Reporting of a multivariable prediction model for Individual Prognosis or Diagnosis (TRIPOD): explanation and elaboration. Ann Intern Med 2015; 162: W1-73.
6) TRIPOD.
   https://www.tripod-statement.org/TRIPOD/Translation-Policy
7) Pavlou M, Ambler G, Seaman SR, et al. How to develop a more accurate risk prediction model when there are few events. BMJ 2015; 351: h3868.
8) Hippisley-Cox J, Coupland C, Vinogradova Y, et al. Derivation and validation of QRISK, a new cardiovascular disease risk score for the United Kingdom: prospective open cohort study. BMJ 2007; 335: 136.
9) Hippisley-Cox J, Coupland C, Vinogradova Y, et al. Predicting cardiovascular risk in England and Wales: prospective derivation and validation of QRISK2. BMJ 2008; 336: 1475-82.
10) Ogura K, Fujiwara T, Yasunaga H, et al. Development and external validation of nomograms predicting distant metastases and overall survival after neoadjuvant

chemotherapy and surgery for patients with nonmetastatic osteosarcoma: a multi-institutional study. Cancer 2015; 121: 3844-52.
11) Kuijpers T, van der Windt DA, van der Heijden GJ, et al. A prediction rule for shoulder pain related sick leave: a prospective cohort study. BMC musculoskeletal disorders 2006; 7: 97.
12) Exalto LG, Biessels GJ, Karter AJ, et al. Risk score for prediction of 10 year dementia risk in individuals with type 2 diabetes: a cohort study. Lancet Diabetes & Endocrinology 2013; 1: 183-90.
13) Wada T, Yasunaga H, Yamana H, et al. Development and validation of an ICD-10-based disability predictive index for patients admitted to hospitals with trauma. Injury 2018; 49: 556-63.
14) Charlson ME, Pompei P, Ales KL, et al. A new method of classifying prognostic comorbidity in longitudinal studies: development and validation. J Chronic Diseases 1987; 40: 373-83.
15) Pencina MJ, D'Agostino RB, Sr., D'Agostino RB, Jr., et al. Evaluating the added predictive ability of a new marker: from area under the ROC curve to reclassification and beyond. Stat Med 2008; 27: 157-72.
16) Steyerberg EW, Harrell FE, Jr., Borsboom GJ, et al. Internal validation of predictive models: efficiency of some procedures for logistic regression analysis. J Clin Epidemiol 2001; 54: 774-81.
17) Nishimura K, Okamura T, Watanabe M, et al. Predicting coronary heart disease using risk factor categories for a Japanese urban population, and comparison with the Framingham risk score: the Suita study. J Atheroscler Thromb 2014; 21: 784-98.
18) Quan H, Li B, Couris CM, et al. Updating and validating the Charlson comorbidity index and score for risk adjustment in hospital discharge abstracts using data from 6 countries. Am J Epidemiol 2011; 173: 676-82.
19) British Medical Journal, Responses.
https://www.bmj.com/content/335/7611/136/rapid-responses
20) Hippisley-Cox J, Coupland C, Vinogradova Y, et al. QRISK cardiovascular disease risk prediction algorithm—comparison of the revised and the original analyses. Technical supplement 1. 2007.
https://www.qresearch.org/Public_Documents/QRISK1%20Technical%20Supplement.pdf
21) Moons KG, Donders RA, Stijnen T, et al. Using the outcome for imputation of missing predictor values was preferred. J Clin Epidemiol 2006; 59: 1092-101.
22) Hippisley-Cox J, Coupland C. Derivation and validation of updated QFracture algorithm to predict risk of osteoporotic fracture in primary care in the United Kingdom: prospective open cohort study. BMJ 2012; 344: e3427.
23) Hippisley-Cox J, Coupland C. Predicting risk of upper gastrointestinal bleed and

intracranial bleed with anticoagulants: cohort study to derive and validate the QBleed scores. BMJ 2014; 349: g4606.
24) Hippisley-Cox J, Coupland C. Development and validation of QMortality risk prediction algorithm to estimate short term risk of death and assess frailty: cohort study. BMJ 2017; 358: j4208.

第13章

機械学習
― アルゴリズムは経験知を超えるか？

若手研究者U：先生，医学論文には次々に新しい統計手法が出てきますね。

指導教員O：そうですね。その背景には，大規模なリアルワールドデータが整備されてきたこと，情報技術が進歩しコンピューターの処理能力が飛躍的に向上していることなども関連していると考えられます。

研究者U　最近，予後予測や診断基準の開発で機械学習という言葉をよく聞きます。機械学習はよくわかりませんが，すごいコンピューターで今までの方法よりも正確な予測ができるってことですか？　私もやってみたいなあ。

指導教員O　昔と比べて「すごい」コンピューターを使っているのは間違いないけど，人間が仮説に基づいて適切なデータと手法を選択するという意味では，従来の方法と変わりがないですよ。

研究者U　では，これまでの方法と何が違うのですか？

指導教員O　従来の方法より優位な点は，複雑な問題を膨大なデータから素早く処理できるようになった点かな。一方，高度な計算処理ができるようになった分，人間がアルゴリズムを理解することが難しくなってきていますね。実際，インフルエンザの流行予測で機械学習が失敗した例もあって，現場で仕組みのわからないアルゴリズムに頼り切ってしまうことに対する懸念もあるのです。特に医療の分野は人の命に関わるわけだから，その実用化については慎重な検討が必要ですね。

研究者U　どんなに高度なアルゴリズムを使っても，やっぱり人間が主体的に関わることが大切だということですね。

|指導教員○| その通りです.注意点ばかり述べてきましたけれども,医療分野でも機械学習の実用化が進めば,よりよい医療を提供できる可能性があります.

1 機械学習の概略

ここ数年,**機械学習**(machine learning)という言葉を聞く機会がとても多くなりました.医学論文でも機械学習が研究手法として使われることが増えてきています.実際,PubMedでTitle/Abstractに"machine learning"を含む論文数は,図13-1のように2000年以降急激に増加していることがわかります〔補足:PubMedに"machine learning"という言葉がMeSH term(医学用語の見出し)として使用されるようになったのは2016年からです〕.

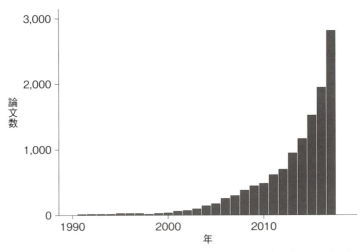

図13-1 PubMedで検索された"machine learning"に関する論文数の年次推移

（1）機械学習とは

　機械学習とは，コンピューターが膨大なデータから法則性を見つけ出す一連の流れを指します。機械学習における「機械」とはコンピューターのことを指し，「学習」とは与えられたデータのパターンや特性を学ぶことを表しています。機械学習では，コンピューターがデータから学習した内容，つまり変数間の関係性を表すモデルを作成し，そのモデルを未知のデータに適用することで予測や分類を行うことができます。

　機械学習の発展の背景には，近年のデータベースの発展があります。各種書類の電子化や電子センサーによる自動記録などにより恒常的に膨大なデータが集められるようになりました。このようなデータの例として，医療分野ではレセプトデータ，検査データ，電子カルテ，医療画像などが挙げられます。

　従来のロジスティック回帰などのモデルでは，人間が過去の知見に基づいて変数を決定しモデルを作成していたため，説明変数が多すぎる場合や説明変数同士に複雑な交互作用がある場合はモデルの設定が難しい面がありました。機械学習ではこのようなモデル設定の作業のほとんどをコンピューター

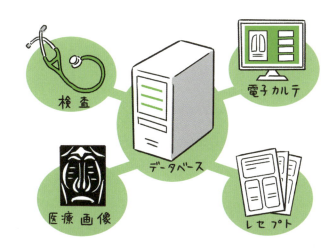

のアルゴリズムで置き換え膨大なデータを処理します．つまり，新しい機械学習が従来のロジスティック回帰分析などの手法と比較して特に威力を発揮するのは，問題が複雑な場合，つまり説明変数の数が非常に多い場合，説明変数同士が複雑な交互作用や効果修飾をもつ場合，また目的変数と説明変数が非線形の場合などです．実際，機械学習が予後予測や診断などの分類問題で既存の予測モデルを上回る精度を出している研究もあります．

なお，正確にはロジスティック回帰分析も機械学習に含まれますが，医学論文で機械学習（machine learning）という言葉がロジスティック回帰分析を指すことはほぼありません[1,2]．

（2）「教師あり学習」と「教師なし学習」

機械学習には大きく分けて，**「教師あり学習」**，**「教師なし学習」**の2種類があります．「教師あり学習」とは，説明変数と正解である目的変数をデータとして与えて学習させるものです．一方，「教師なし学習」とは正解が存在しない事象に対して特徴が似ているデータ同士をグループとして分類するものです．

医学研究では，「教師あり学習」は死亡予測や予後予測などに使われています．一方，「教師なし学習」は特徴の近いグループを作り出す，例えば患者をどのようなグループに分けることができるかというような問題を探索します．本章では主に「教師あり学習」の概要と研究例を紹介します．

2 機械学習の手法

機械学習には無数の手法が存在します．医学論文で比較的よく使われている機械学習の手法として①ランダムフォレスト，②サポートベクターマシーン，③ニューラルネットワークなどがあります．これらの手法は統計ソフトRのcaretパッケージやPythonのscikit-learnライブラリに実装されており，ある程度容易にモデルの作成を行うことができます．

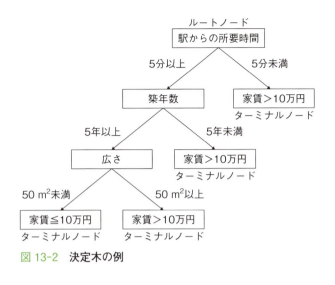

図13-2　決定木の例

(1) 決定木とランダムフォレスト

ランダムフォレスト（random forest）を説明するために，まず**決定木**（decision tree）について説明します。決定木とは，ルールに基づいて各段階（ノード，node）から枝分かれを作り，最終的な分類を決定する方法です。図13-2は賃貸物件の家賃が10万円以上かどうかの決定木です。各四角形がノードを表しており，そのなかでも最初のノードを「ルートノード」，最後のノードを「ターミナルノード」と呼びます。

ノードを分割する際には，ノードのデータの中身の乱雑さを**エントロピー**（entropy）という数値で表し，分割後のノードの中身が分割前よりも整理された状態になるように，つまり前後のノードのエントロピーの比や差（information gain）が最大になるように分割を行います（図13-3，注：エントロピーの代わりに誤り率やジニ係数を使用することもあります）。

木を下方にどんどん成長させていくと，データの特徴によって細分化していくことができます。複雑なデータを細かく分類することができる一方，

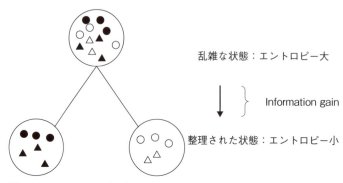

図 13-3　エントロピーと information gain

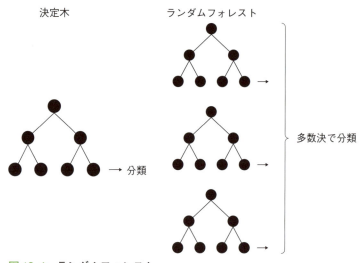

図 13-4　ランダムフォレスト

　データがもつ固有のノイズも特徴として捉えて分類してしまいます。これを**過学習**といいます。予測モデルの目的は，未知のデータに対して予測を与えることですが，ある特定のデータのノイズを学習したモデルでは別の新しいデータに対してうまく当てはまりません。そこで，ランダムフォレストの登場です。

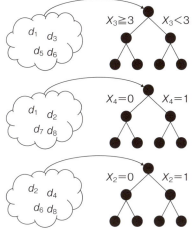

図 13-5　ランダムフォレストの作成

　ランダムフォレストでは異なる決定木を複数作成し，その多数決で分類をすることにより，データ固有のノイズによる過学習を防ぐことができます（図 13-4）。

　具体的には，ランダムに選んだデータで決定木を作成するという作業を並列で複数行います。その際，決定木の分割に使用する変数もランダムに選びます（図 13-5）（分割の際に使用する変数を特徴量と呼ぶこともあります）。このように「ランダム」なデータと変数を使用して複数の決定木，つまり「森（フォレスト）」を作成することから「ランダムフォレスト」の名前がついています。ランダムフォレストは，線形のモデルでは表現できない複雑な問題を，比較的高速に処理することができる利点があります。

（2） サポートベクターマシーン

　サポートベクターマシーン（support vector machine，SVM）は与えられた変数の値に基づいて作成した境界線によってデータを分類します。SVMによって作成された予測モデルは，別の新しいデータが与えられると変数の

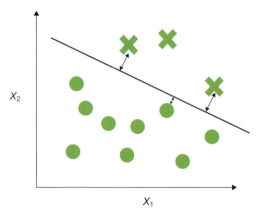

図 13-6　SVM による境界線の作成

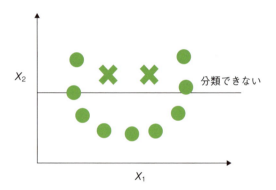

図 13-7　SVM により境界線を作成できないケース

値により境界線のどちら側に位置するかを予測として出力します．臨床応用としては，例えば，複数の検査値から 30 日以内の死亡または生存を予測するモデルの作成などが考えられます．

　図 13-6 は，SVM を用いて，変数 X_1 と X_2 の値に基づいて●と✖を分類する境界線を描いたものです．境界線を作成する際には，境界線からデータまでの距離の総和が最大，つまり最も遠くに位置するように境界線の位置を定めます．また，図 13-7 のように線形で分類できない場合は，**Kernel SVM** と

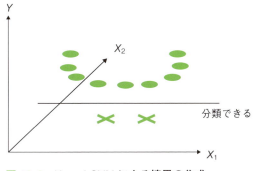

図 13-8　Kernel SVM による境界の作成

いう手法を用いて，データを高次元に写像することで分類することができます（図 13-8）。医学論文で SVM といった場合は通常 Kernel SVM を指すことが多いです。

　SVM は多数の変数に対処可能で，データが少なくても良い結果を得られやすいという利点があります。一方，データが多いと処理に時間がかかるという欠点があります。

（3）パーセプトロンとニューラルネットワーク

　パーセプトロン（perceptron）は，図 13-9 のように，入力したデータに重み w_i を付けて次の段階（ノード）に受け渡し，得られた値をさらに活性化関数と呼ばれる関数に引き渡し，確率などの値を出力します。

　ニューラルネットワーク（neural network）はパーセプトロンを複数層に組み合わせたものです。複数の層を組み合わせることで単純なパーセプトロンよりも複雑な関係性を表現することができます（図 13-10）。このニューラルネットワークの層を深くし，さらに出力の誤りを受けて重みの値を更新していく手法をディープラーニング（deep learning, 深層学習）と呼びます。ディープラーニングは画像診断の分野で広く使われています。

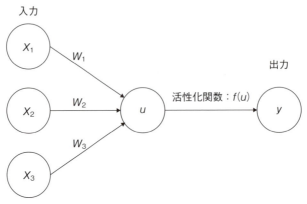

図 13-9　パーセプトロン

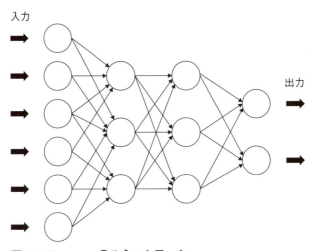

図 13-10　ニューラルネットワーク

3　機械学習の手順

　データに機械学習を適用し予測モデルを作成する手順を見ていきましょう。実際には個々の手法ごとに考慮すべき点がありますが，ここでは触れません。一連の流れは前章の臨床予測モデル作成とほぼ同じです。

①リサーチ・クエスチョンを決定する
②データを取得する
③データを整形し，訓練データとテストデータに分割する
④訓練データにアルゴリズムを当てはめてモデルを作成する
⑤テストデータでモデルの性能を評価する

　③以降の手順について説明します。③のデータの整形には欠測値の補完（第8章参照），ダミー変数の作成，データの正規化などが含まれます。

　④が機械学習のメインであり，さまざまな手法が存在します。問題設定ごとに研究者が適切な手法を選択する必要があります（本章コラム「タダ飯はない」参照）。正確度を重視するのであれば，複数の方法を試してみる，あるいは複数の手法を組み合わせるという戦略もあります。手法の選択の他に，研究者が任意に設定する値としてハイパーパラメータが存在します。ハイパーパラメータの例として，ランダムフォレストでの決定木の本数や特徴量の数などがあります。

　ハイパーパラメータにどのような値を与えるかでモデルの性能が大きく変化するため，良い値を見つけるためにパラメータチューニングという作業を行います。その方法として手動で与えたハイパーパラメータの値を少しずつ変化させて，最適化を行う grid search と呼ばれる手法が多く使われています。ハイパーパラメータを評価する際には，テストデータではなく，訓練データを分割したバリデーションデータを使用することで，未知のデータへの当てはまり（汎化）をよくする交差検証（cross validation）を用います（第12章参照）。

　⑤では，④で作成したモデルをテストデータに当てはめて性能を評価します。第12章の臨床予測モデルで述べたように，分類問題であれば感度，特異度などを用います。実数値を予測する回帰問題では平均二乗誤差平方根（root mean square error, RMSE）などを用いて，実データの観測値（正解）と予測値がどの程度ずれているかを評価します。予測精度が低い場合は②に戻り，それぞれのステップについて再検討を行います。

4 論文紹介

研究例1　ランダムフォレストを用いた予後予測[3]

　この研究では救急外来を受診した患者を対象に，機械学習で作成した客観的e-トリアージシステムが医療者の評価に基づく従来のトリアージ方法と比較してどの程度患者の緊急性を判断できるのか検討しています。

- 対象者：救急外来受診患者
- 予測に使用した変数：年齢，性別，救急車利用，体温，脈拍，呼吸数，収縮期血圧，酸素飽和度，主訴，病歴
- 予測したアウトカム：死亡もしくはICU入室，緊急処置（12時間以内に手術室で行われた緊急手術・処置），入院
- 使用した手法：ランダムフォレスト

　その結果，e-トリアージシステムは従来のトリアージシステムと同等，もしくはそれ以上の性能を発揮しました。ランダムフォレストが予測に用いた各変数に対し，予測に貢献した程度が示されています。これにより，臨床的な観点から明らかに誤ったモデルを作成していないかを検討できます。3つのアウトカムにはどれも主訴が最も関連しており，入院に対しては他に年齢や脈拍，救急車利用なども関連していました。

研究例2　SVMを用いた予後予測[4]

　この研究では，各手術の詳細を記したテキストデータに出現するさまざまな単語の頻度と患者背景を組み合わせて，術後の合併症を予測しています。

- 対象者：2005年〜2009年のThe American College of Surgeons National Surgical Quality Improvement Program参加者
- 予測に使用した変数：手術の詳細を記したテキストデータに出現する単語，患者背景

- 予測したアウトカム：30日死亡，合併症，術後感染，Clavien grade 4 合併症（ICU 管理を必要とする臓器不全）
- 使用した手法：SVM

その結果，SVM を用いて上記アウトカムを予測した際の ROC 曲面下面積（area under the curve, AUC）は，0.79（合併症）および 0.87（死亡），既存の予測手法と比較した場合の純再分類改善度（net reclassification improvement, NRI）（第12章参照）は 0.44（Clavien grade 4 合併症）および 0.68（術後感染）であり，統計的に有意でした。このように SVM は各術式のリスクをより客観的かつ正確に評価することができました。著者らは，「手術の詳細なデータから自動的かつ正確にリスクを算出できるため，インフォームド・コンセントや医療の質管理への応用が期待できる」と述べています。

研究例3　ディープラーニングを用いて眼底写真から糖尿病網膜症のスクリーニングを試みた研究[5]

- 訓練データ：2010年～2013年の Singapore National Diabetic Retinopathy Screening Program (SIDRP)，および他の複数コホートで撮影された約50万枚の眼底写真
- テストデータ：2014年～2015年の SIDRP，他複数コホートで撮影された約7万枚の眼底写真
- 予測したアウトカム：糖尿病網膜症，その他の眼病変（専門家が評価）
- 使用した手法：ディープラーニング

このディープラーニングを用いた新しいスクリーニングシステムでは紹介が必要な糖尿病網膜症を感度 90.5％〔95％信頼区間（CI）：87.3％-93.0％〕，特異度 91.6％（95％CI：91.0％-92.2％），失明の危険がある糖尿病網膜症を感度 100％（95％CI：94.1％-100.0％），特異度 91.1％（95％CI：90.7％-91.4％）で検出することができました。このようにディープラーニングは画像認識に対して高い精度を発揮することから，画像診断分野への応用が広がりつつあります。

5 機械学習の失敗

　機械学習も万能ではありません。機械学習という用語からはすべて自動で行ってくれるような印象を受けますが，従来の方法と同様に問題設定に応じて適切なデータや手法を選択する必要があり，専門家の知見をうまく生かすことで良いモデルを作ることができます。裏を返せば，解決すべき課題に対して専門家の知見が十分生かされなかった場合には大きな失敗もあり得ます。

　例えば，Google によるインフルエンザ予測アルゴリズムの失敗例があります[6]。2008 年，Google は検索エンジンの検索語データからインフルエンザの流行をいち早く検知するアルゴリズムを開発しました。このアルゴリズムは，過去の検索語データと実際のインフルエンザ受診者数のデータを用いて将来のインフルエンザの発症数を予測するものでした。

　最初の数年間はアメリカ疾病管理予防センター（Centers for Disease Control and Prevention）よりも 2 週間早く，そして正確に発症者数，つまりトレンドを予測して，世間をあっと驚かせました。早く予測できるということは早く対策ができるということであり，将来のインフルエンザ大流行を未然に防ぐこともできるかもしれません。公衆衛生に与えるインパクトの大きさから医療関係者の機械学習に対する期待は大きく膨らみました。

　しかし，当初の期待を裏切るように，発表から数年後，Google の予測アルゴリズムで予測されたインフルエンザの発症者数は実際の発症者数と大きく乖離するようになりました。原因として，メディアがインフルエンザについて大きく取り上げた際に，実際はインフルエンザではない人々が関連語を検索したことや，あるいはアルゴリズムが無関係な検索語を過学習したこと，などが考えられています。

　このように，機械学習ではときに意図せぬ誤った結果が出力されることがあることから，人による定期的なチェックが必須です。もし，公衆衛生の施策が不適切なアルゴリズムに基づいて決定されれば，多くの人々の健康を損

なう結果にもなり得ます。

　機械学習の医療への適用は別の懸念もあります。アルゴリズムの予測が実データの「正解」を作り出す可能性です。例えば，機械学習により作成された入院予測アルゴリズムを医師が無批判に用いて，アルゴリズムによって「入院」に分類された患者を一律に入院させるかもしれません。そのようなことが行われると，アルゴリズムの見かけ上さらに予測精度は高くなるものの，予測アルゴリズムとしての適切性を曖昧にしてしまいます。「教師あり学習」における「教師」であるべき医師が，教わる側の「機械」に依存しているようでは，医師としての存在意義を失うでしょう。

　実際，研究例1で紹介した論文に対しては同誌面上で上記のような懸念が表明されており，臨床現場にどのように機械学習を取り入れていくかについて，今も盛んに議論が行われています。

　コンピューターの性能向上や統計学の発展に伴って，機械学習の分野は急激な発展を遂げました。しかしながら，医療分野での活用はまだ始まったばかりです。医学，疫学，機械学習の知識を正しく組み合わせることで，新たなエビデンスの創出や医療資源の適正配分が期待されています。

第 13 章のまとめ

- 機械学習とは，コンピューターが膨大なデータから法則性を見つけ出す一連の流れを指す。
- 機械学習は，説明変数が大量にある場合，複雑な交互作用がある場合，説明変数と目的変数が非線形な関係の場合に威力を発揮する。
- 医学論文で比較的よく使われている機械学習の手法として，ランダムフォレスト，サポートベクターマシーン，ニューラルネットワークなどがある。
- 機械学習を行う作業のステップは，データの整形，訓練データとテストデータに分割，訓練データによるモデル作成，テストデータによるモデルの性能評価に分けられる。
- 機械学習では，問題設定に応じて適切なデータや手法を選択する必要があり，専門家の知見を生かすことで良いモデルを作ることができる。

（大野幸子）

> **Column** タダ飯はない

英語には"There is no such thing as a free lunch"（無料の昼食などない）という格言があります。無料の昼食をうたいながら，実は飲み物代に昼食代を上乗せしていたアメリカの歴史的逸話[7]に由来し，「ただより高いものはない」や「うまい話には裏がある」のような意味で使用されています。

機械学習の分野でも「ノーフリーランチ定理」[8-11]と呼ばれる有名な定理が存在します。WolpertとMacreadyが1995年に発表した定理であり，論文には以下のように書かれています[8]。

"…all algorithms that search for an extremum of a cost function perform exactly the same, when averaged over all possible cost functions. In particular, if algorithm A outperforms algorithm B on some cost functions, then loosely speaking there must exist exactly as many other functions where B outperforms A."
（損失関数の極値を探索するすべてのアルゴリズムは，考えられるすべての損失関数を平均した場合，全く同じように機能します。特に，アルゴリズムAがいくつかの損失関数でアルゴリズムBよりも優れている場合は，BがAよりも優れている他の関数が同じ数だけ存在します。）

Cost function（損失関数）というのは，アルゴリズムの性能の悪さを算出する関数です。上の英文は，「あらゆる問題に対して万能なアルゴリズム（フリーランチ）は存在しない」ということを示します。機械学習の文脈では，「特定の問題に対するアルゴリズムの性能を向上させるためには，問題領域の事前知識などを利用し最適なアルゴリズムを探索する必要がある」という意味で用いられています。

ちなみに数学には他に「ピザの定理」，「ハムサンドイッチの定理」，「パンケーキの定理」などがあり，ランチにありつけなかった研究者を慰めてくれます。

（大野幸子）

Reference

1) Darcy AM, Louie AK, Roberts LW. Machine learning and the profession of medicine. JAMA 2016; 315: 551-2.
2) Deo RC. Machine learning in medicine. Circulation 2015; 132: 1920-30.
3) Levin S, Toerper M, Hamrock E, et al. Machine-learning-based electronic triage more accurately differentiates patients with respect to clinical outcomes compared with the emergency severity index. Ann Emerg Med 2018; 71: 565-74. e2.
4) Van Esbroeck A, Rubinfeld I, Hall B, et al. Quantifying surgical complexity with machine learning: looking beyond patient factors to improve surgical models. Surgery 2014; 156: 1097-105.
5) Ting DSW, Cheung CY, Lim G, et al. Development and validation of a deep learning system for diabetic retinopathy and related eye diseases using retinal images from multiethnic populations with diabetes. JAMA 2017; 318: 2211-23.
6) Harford T. Big data: are we making a big mistake? | Financial Times. Financ Times [Internet]. 2014; 14-9.
https://www.ft.com/content/21a6e7d8-b479-11e3-a09a-00144feabdc0
7) Kipling R. American Notes [Internet].
http://www.gutenberg.org/files/977/977-h/977-h.htm
8) Wolpert DH, Macready WG. No free lunch theorems for search. Tech Rep SFI-TR-95-02-010 St Fe Inst. 1995.
9) Wolpert DH, Macready WG. No Free Lunch Theorems for Optimization. IEEE Trans Evol Comput 1997; 1: 67-82.
10) Ho YC, Pepyne DL. Simple explanation of the no-free-lunch theorem and its implications. J Optim Theory 2002; 115: 549-70.
11) Wolpert DH. The lack of a priori distinctions between learning algorithms. Neural Comput 1996; 8: 1341-90.

第 14 章

データベースにおける
バリデーション研究
― リアルワールドデータを理解するために

T教授：では，抄読会を始めましょう。J先生，よろしく。

研修医 J：はい。今回紹介する論文は，レセプト・データベースを使って傾向スコアを用いた研究で……合計 5 万人の調査で，A 薬が有効であることが明らかになりました……。

研修医 R：確かに数は多いけど，レセプトのデータはあてにならないのでは？ 難しい統計手法を使って何か結果を出そうとしているだけで，所詮は観察研究だし，やっぱりランダム化比較試験（RCT）の結果じゃないと参考にならないでしょう。

研修医 J 今までの RCT はどれも海外のもので，日本でこの規模の研究はないですよ。傾向スコアの算出にはたくさん変数が入っているし，バイアスは少ないでしょう。

研修医 R レセプトは病名が適当に入力されていますよね？ あれを使って研究成果が出るとはとても思えないのですが。

T教授 まあまあ二人とも落ち着いて。研究に使われているデータには当然，利点と限界がある。限界がどのようなものか理解したうえで，利点を生かす必要があるね。例えば病名がどのくらい正確なのか，考えてみよう。

1 データベースと妥当性

(1) 保険データベースを用いた臨床研究

　近年，リアルワールドデータ（real world data，RWD）が整備され，研究に活用されるようになっています。RWD には，**患者レジストリー**（patient registry），**保険データベース**（administrative claims database），**電子カルテ**（electronic medical records）などがあります（イントロダクション参照）。

　良くデザインされたランダム化比較試験（randomized controlled trial，RCT）が重要なエビデンスであることは言うまでもありません。しかし，RCT の実施は費用などの面で困難なこともあります。そこで，RCT を補完する役割で，RWD の研究応用が期待されています[1,2]。RWD を用いた臨床研究には課題もあります。研究デザインは観察研究であり，因果関係を推測するためには応用的な疫学・統計手法が求められます。本書の他の章で紹介されているような応用的な統計手法の理解は必須といえるでしょう。

　RWD のなかでも，保険データベースは各国で整備されており，それを用いた臨床研究も増加しています。日本の保険データベースには，厚生労働省が収集・管理するレセプト情報・特定健診等情報データベース（NDB），急性期入院患者データベースである DPC データベース，商用のレセプト・データベースである JMDC データなどがあります。保険データベースの特徴として，症例数が非常に多いこと，母集団代表性が期待できること，臨床現場の実態を反映したデータであること，などが挙げられます。

　また，本来は診療報酬請求などの目的のために収集された情報を二次利用するため，研究を行ううえで重要な情報が記録されていないことがあります。情報が記録されている場合でも，それが正確なのか，研究でイメージしている状態と本当に一致しているのかが懸念事項として挙げられます[3,4]。

　冒頭の研修医 J のように，データの利点のみを挙げるのでは研究を理解す

ることには繋がりません。逆に研修医Rのように頭ごなしに批判するのも適切ではありません。本章では，保険データベースを用いた研究を読むにあたって注意すべき点の一つである，記録された情報の**妥当性**（validity）とその検証方法について解説します。

（2）妥当性とバリデーション研究

　保険データベースに含まれる情報としては，病名・薬剤の処方・診療行為の実施などが挙げられますが，保険データベースの種類によって記録される情報はさまざまです。例えばDPCデータベースには病名や手術情報などに加えてJCS（Japan Coma Scale）やADL（activities of daily living，日常生活動作）など臨床的な情報も一定程度含まれています。どのような情報が含まれるかは，論文のMethodsやその引用文献をよく読む必要がありますし，論文の著者にはそれらを正確に記述することが求められます。

　保険データベースに含まれる情報が正しいかどうかは，常に問題になります。診断は医師の専権事項であり，データベースに病名を正確に記録する責任は医師にあります。しかし，医師が記録している病名だから，常に正しいといえるでしょうか？　必ずしもそうとはいえません。

　DPCデータベースを例に説明しましょう。胃がんの診断で外科に入院し手術した患者の場合，「胃がん」という病名はまず間違いなく記録されるでしょう。しかし，その患者は高尿酸血症をもっており，普段から内服治療を行っていたとします。高尿酸血症は，当該入院の目的である胃がん手術とは直接関係がありません。高尿酸血症に対する治療を入院で初めて開始するわけでもありません。そういった場合，DPCデータベースに「高尿酸血症」という病名が記録されないかもしれません。ところが，その患者が入院中に痛風発作を起こしたとします。痛風発作に対して入院中に治療を行うので，「痛風」という病名が記録される蓋然性は高いでしょう。痛風の原因である「高尿酸血症」も併せて記録されるかもしれません。

　情報の妥当性は，何らかの**至適基準**（gold standard）との関係で議論され

ます。例えば，保険データベースに記録された病名に対して，至適基準は「一定の基準に基づいて病院で診断された診断名」となるでしょう。未診断のごく早期のがんの存在のように，もともと臨床上も気づかれないようなものを基準にするのは非現実的です。至適基準と比較して妥当性の検証を行う研究が，**バリデーション研究（validation study）**です。バリデーションを通じてRWDがどの程度現実を映しているのかを理解することは，RWDを用いた臨床研究を正しく理解するうえで重要です。

2 妥当性の評価

(1) 妥当性の指標

妥当性の指標の基本となるのが，**感度（sensitivity）**と**特異度（specificity）**です。これらは，臨床診断の文脈ではおなじみの指標です。検査の感度は，「疾患がある人のなかで検査陽性となる人の割合」，特異度は「疾患がない人のなかで検査陰性となる人の割合」です。**陽性的中率（positive predictive value, PPV）**は「検査で陽性となった人のうち実際に疾患がある人の割合」，**陰性的中率（negative predictive value, NPV）**は「検査で陰性となった人のうち実際に疾患がない人の割合」です（表14-1）。

検査の場合は，真に疾患があるか否を至適基準として検査の精度を検証します。同様に，データベースに記録された疾患名の精度も感度・特異度を使って検証することができます。脳梗塞を例に考えましょう。至適基準を病院のカルテに記録された脳梗塞とすると，感度は「カルテ上，脳梗塞がある人のうち，データベース上の病名でも脳梗塞の記録がある人の割合」，特異度は「カルテ上，脳梗塞がない人のうち，データベース上の病名でも脳梗塞の記録がない人の割合」です。陽性的中率，陰性的中率も同様です（表14-2）。

データの活用方法も，臨床診断の解釈が応用できます。
・「感度が高い検査は陰性所見をもって除外診断に用いる」→「感度が高い病

表 14-1　検査結果の妥当性の指標

		疾患の有無		
		あり	なし	
検査結果	陽性	真の陽性 a	偽陽性 b	陽性的中率＝a/(a+b)
	陰性	偽陰性 c	真の陰性 d	陰性的中率＝d/(c+d)
		感度＝a/(a+c)	特異度＝d/(b+d)	

表 14-2　データベースに記録された病名の妥当性の指標

		カルテ上の脳梗塞の記録		
		あり	なし	
データベース上の脳梗塞の記録	あり	真の陽性 a	偽陽性 b	陽性的中率＝a/(a+b)
	なし	偽陰性 c	真の陰性 d	陰性的中率＝d/(c+d)
		感度＝a/(a+c)	特異度＝d/(b+d)	

名が入力されていなければ，実際に疾患はないだろう」
・「特異度が高い検査は陽性所見をもって確定診断に用いる」→「特異度が高い病名が入力されていれば，実際に疾患があるのだろう」
・「検査の感度・特異度は検査固有のものであるが，陽性的中率・陰性的中率は有病率による」→「データベースで抽出されてきた症例に本当に疾患があるかどうかは，病名の感度・特異度と有病率による」
となります。

　病名と異なり，検査値や重症度などは「あり・なし」の 2 値に分類できないものもあります。この場合，検査値や重症度が実際の値と一致しているかを検証することで妥当性を評価します。

（2）研究への影響

　データベースに記録された情報が正確であることに越したことはありません。しかし，完璧な検査が存在しないのと同様に，データに 100％の正確性を求めるのも非現実的です。このため，妥当性はどの程度なのか，そしてそ

れが研究結果をどう歪めてしまう可能性があるのかを検討することが重要です。感度・特異度などは，具体的にどのように研究結果に影響するのでしょうか。

　まずは，データベースから研究対象者を特定する場合から見てみましょう。データベースに記録された病名を用いて重症敗血症を定義する方法として，Angusらの方法とMartinらの方法が広く用いられています[5-7]。両者は，特定の感染症の病名と臓器障害の病名の両方が記録されていることを用いて重症敗血症を定義する方法は共通しています。Angusらの方法では，感染症の基準となる病名が多く，臓器障害の基準となる病名が少ない，という特徴があります。

　表14-3と表14-4は，3施設のICUに入室した症例のうち，Sepsis-related Organ Failure Assessment（SOFA）スコア[8]を基準に検査値によって定義された重症敗血症を至適基準に設定した場合の，Angus法とMartin法の感度・特異度などをそれぞれ示しています[9]。Angus法では感度21.7%・特異度98.7%，Martin法では感度14.6%・特異度99.5%でした。

　両方法とも陽性的中率は高く，「データベースに記録された病名を用いて定義された患者のなかで実際には重症敗血症ではない人」は少ないことがわかります。一方，感度は低いため，実際には重症敗血症であるがデータベース上では抽出できていない患者も多く存在します。

　患者の特徴の違いを示すため，院内死亡率を分類結果ごとに比較したのが表14-5です。Angus法・Martin法ともに，至適基準で重症敗血症と判定された患者のうち，病名でも該当する患者は「偽陰性」患者に比べて死亡率が高くなっており，より重症な集団であることがわかります。

　このように，陽性的中率が高い病名を用いて症例を抽出した場合は"ハズレ"は少ないと考えられます。しかし，抽出された症例が研究でイメージする対象と本当に一致しているか，特殊な集団を抽出していないか，注意する必要があります。上記のケースでは，データベースに記録された病名を用いて特定した場合，敗血症のなかでも特に重症な集団を抽出してしまうことに

表 14-3 Angus 法を用いた病名による重症敗血症の定義

	検査値で該当	検査値で非該当	
Angus 法で該当	46	5	陽性的中率 46/51＝90.2%
Angus 法で非該当	166	378	陰性的中率 378/544＝69.5%
	感度 46/212＝21.7%	特異度 378/383＝98.7%	

(文献 9 より引用)

表 14-4 Martin 法を用いた病名による重症敗血症の定義

	検査値で該当	検査値で非該当	
Martin 法で該当	31	2	陽性的中率 31/33＝93.9%
Martin 法で非該当	181	381	陰性的中率 381/562＝67.8%
	感度 31/212＝14.6%	特異度 2/383＝99.5%	

(文献 9 より引用)

表 14-5 Angus 法と Martin 法により定義された重症敗血症患者の院内死亡率

		検査値で該当			検査値で非該当		
		n	死亡数	死亡率(%)	n	死亡数	死亡率(%)
Angus法	該当	46	26	56.5	5	1	20.0
	非該当	166	51	30.7	378	35	9.3
Martin法	該当	31	15	48.4	2	1	50.0
	非該当	181	62	34.3	381	35	9.2
Total		212	77	36.3	383	36	9.4

(文献 9 より引用)

なります。

　次に，アウトカム変数の妥当性が研究結果にどう影響するかを考えます。100％正確でない以上，真の結果とデータベース上で観測される結果の間に

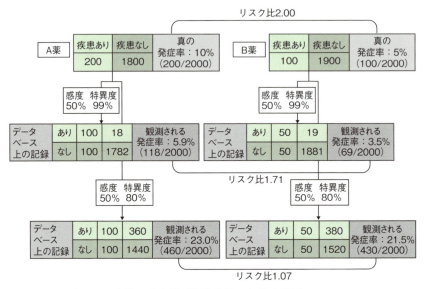

図14-1 アウトカム変数の妥当性が研究結果に与える影響

は差が生じてしまいます。妥当性が変化するとどのような影響があるか，シミュレーションしてみましょう。アウトカムとして，データベースに記録された病名（例えば「脳梗塞」）を設定したとします。A薬とB薬の2群で，真の発症率，感度50%・特異度99%の場合に観測される（見かけ上の）発症率，感度50%・特異度80%の場合に観測される（見かけ上の）発症率を図14-1に示します。

真の発症率はA薬10%，B薬5%で，リスク比は2です。一方，データベースで観測される見かけ上の発生率の値は，特異度99%の場合はA薬5.9%，B薬3.5%，特異度80%の場合はA薬23%，B薬21.5%と，特異度が変化すると大きく変化してしまいます。一方，A薬対B薬でリスク比を求めた場合はどうでしょうか。特異度80%の場合，リスク比はほぼ1に見えてしまいます。一方，特異度が99%あれば，リスク比は1.71でありズレは小さく抑えられることがわかります。

データベースを用いる研究者は，妥当性を向上させるためさまざまな工夫

をしています。レセプト上の病名だけでは不正確だと考えられる場合には薬剤や処置と組み合わせています。「リアルワールド」がどの程度「リアル」なのか，仮に歪んでいるとしたらどのようにして歪みが生じているのか，結果への影響はどの程度なのか，研究者が提示するとともに，査読者・読者も理解して研究結果を解釈する必要があります。

3 バリデーション研究の方法

バリデーション研究は通常，大規模研究に付随して比較的小規模で行われます。例えば全国1000病院のデータベースで合計10万人を対象とした肺がんの研究について，10万人すべてについて各施設のカルテを確認してステージや組織型を検証するのは不可能です。また仮にそれができるとしたら，直接集めたデータを用いて研究をすればよいので，そもそもデータベースを利用する意義がありません。そこで，対象者のうちからサンプリングをして小規模のバリデーション研究を行い，その結果をもって大規模研究の妥当性を担保するという方法が取られます。データベースを対象としてバリデーション研究を行う方法を，国内での実施例とともに2つ紹介します。

(1) カルテレビュー

実際にカルテを閲覧した結果を至適基準とし，データベースに記録された情報を検証します。バリデーション研究の基本的な手法ですが，実施は困難なこともあります（本章コラム「データベース研究における縁の下の力持ち」参照）。表14-6は，4施設で315人を対象に実施されたカルテレビュー研究の結果です[10]。DPCデータに記録された病名の感度は50％程度ですが，特異度は90％以上と高いことがわかります。

(2) 他の情報との結合

より信頼性が高いと考えられるデータと結合することでデータベースの妥

表 14-6　カルテレビューを至適基準とした DPC データの病名の妥当性

疾患	カルテ上の病名出現頻度		DPC データの感度(%)	DPC データの特異度(%)	DPC データの陽性的中率(%)	DPC データの陰性的中率(%)
	n	%				
心筋梗塞	23	7.3	52.2	99.7	92.3	96.4
うっ血性心不全	32	10.2	68.8	97.5	75.9	96.5
末梢血管疾患	29	9.2	34.5	99.3	83.3	93.7
脳血管疾患	38	12.1	50.0	98.9	86.4	93.5
糖尿病（合併症なし）	46	14.6	52.2	96.7	72.7	92.2
糖尿病（合併症あり）	17	5.4	29.4	99.7	83.3	96.1
悪性腫瘍	97	30.8	83.5	97.7	94.2	93.0

（文献 10 より引用）

表 14-7　DPC データから乳がんを特定する手法の比較

	感度(%)	特異度(%)	陽性的中率(%)
乳がんの病名のみ	98.7	99.3	65.8
乳がんの病名＋関連疾患の病名	88.6	99.8	85.4
乳がんの病名＋生検の実施	95.7	99.7	78.6
乳がんの病名＋手術の実施	73.6	99.9	90.7
乳がんの病名＋化学療法の実施	37.4	99.9	83.5

（文献 11 より引用）

当性を検証します．レセプトデータのバリデーションを行う場合，院内がん登録などの症例データベースを至適基準とする研究がこれに該当します．表 14-7 は，DPC データから乳がんを特定する手法を複数パターン考案し，院内がん登録を基準としてその妥当性を検証しています[11]．病名に手術や化学療法などの処置を組み合わせることで，陽性的中率を高められることが示されました．

（3）バリデーション研究の課題

　データベース研究におけるバリデーション研究には課題も多くあり，まだ日本ではあまり普及していません。最大の課題は実施の難しさです。カルテレビューを実施するには調査のための人件費などの費用もかかります。また，もともと匿名化を前提としたデータ提供の場合，カルテ調査や他のデータとの結合が不可能な場合もあります。さらに，稀な疾患やイベントを対象とする場合は，感度・特異度の検証が非現実的なこともあります。この場合，データベースから症例を抽出したうえで妥当性を検証するという順序で検証を行わざるを得ず，陽性的中率・陰性的中率の検証にとどまってしまうことが想定されます。

　海外のデータベースでは，データベースの価値を高めるためや，監査（audit）のために，妥当性を検証している場合もあります。研究利用の幅を広げるためにはバリデーション研究の普及が望まれます。

4　バリデーション研究の活用例

　RWDを活用した研究も臨床のトップジャーナルに掲載されるようになっていますが，その多くでデータの妥当性について触れています。バリデーション研究がどのように生かされているか，実例を紹介します。

（1）UK Clinical Practice Research Datalinkのケース

　イギリスのプライマリーケアデータベースの一つであるUK Clinical Practice Research Datalink（CPRD）を活用し，アンジオテンシン変換酵素（ACE）阻害薬と肺がんの関連を検証した論文[12]のMethodsには，以下のように記載されています（引用番号は改変）。

The CPRD records（中略），which have been shown to be valid and of high quality.[13,14] Furthermore, lung cancer diagnoses recorded in the CPRD have been shown to be highly concordant（>93%）with those recorded in the UK National Cancer Data Repository.[15]
（CPRDの記録は妥当であり質が高いことが示されている[13,14]。さらに，CPRDにおける肺がんの診断名はUK National Cancer Data Repositoryの診断名とも高い一致率（>93%）を示している[15]。）

データベースの一般的な信頼性に加えて，ターゲットとする疾患（肺がん）についても特別に言及しています。

(2) Premier Research Database のケース

アメリカのPremier Research Databaseを活用した事例を紹介します。急性心筋梗塞で入院し，せん妄を呈した患者に対してハロペリドールと非定型抗精神病薬の間で院内死亡率に差があるかを検証した論文です[16]。Methodsには，以下のように記載されています（引用番号は改変）。

We did not require a recorded diagnosis of delirium since delirium is known to be under-recorded in medical records and the sensitivity of ICD-9 diagnoses can be as low as 3%.[17,18] Instead, we considered the initiation of antipsychotic treatment in the absence of a pre-existing psychiatric diagnosis as an indication of delirium.
（せん妄の病名が記録されていることは選択基準に含めなかった。これは，せん妄があっても病名が記録されることが少ないためである。ICD-9コードによるせん妄の定義の感度は3%と低いことが示されている[17,18]。代わりに，事前に精神疾患の病名がない患者において抗精神病薬が開始されたことをせん妄と定義した。）

せん妄を特定するにあたって病名を利用しなかった理由について，バリデーション研究を引用して論じている点が特徴的です。

> ### 第14章のまとめ
>
> - 保険データベースは，研究に必要な情報が正確に記録されていないかもしれない懸念がある。そのため，情報の妥当性を至適基準と比較して検証するバリデーション研究が行われる。
> - 保険データベースに記録された病名に対して，至適基準は「一定の基準に基づいて病院で診断された診断名」である。
> - 妥当性の指標として，感度，特異度，陽性的中率，陰性的中率が用いられる。
> - バリデーション研究の方法としては，カルテレビュー研究や，より信頼性が高いデータと結合することで妥当性を検証する方法などがある。

（山名隼人）

| Column | データベース研究における縁の下の力持ち |

　データベースを用いた研究というと，簡単に大量の症例数が確保でき，楽に研究結果が得られるような印象があるかもしれません。しかし実際にはデータベースの構築と維持には多額の費用や労力が必要です。また，データベースのバリデーションも，目立ちませんがデータベース研究の質を高める重要な「縁の下の力持ち」といえるでしょう。

　筆者らが行ったバリデーション研究[10]の「舞台裏」を少し紹介します。研究費の取得に続き，病院への計画説明と協力依頼を行いました。自施設のカルテの「間違い探し」のような作業をされるというのはあまり気持ち良いことではないのは当然であり，病院の代表者への丁寧な説明が求められます。カルテレビューは2名で行ったため，共同研究者・病院の予定を合わせる必要がありました。実施に際しては，各施設にカルテ閲覧権限や端末・会議室の確保などを依頼し，通常業務に支障がないように行わなければいけません。さらに，予定した時間内に終わらせる必要があり，「項目を取り忘れた」「終わらなかった」などの理由での再訪問などは極めて困難です。そこで，実現可能なペースなど考慮し，症例数・調査項目をあらかじめ設定する必要がありました。（なお研究では多めに見積もって予定していた400人には到達せず315人にとどまってしまっており，論文のMethodsにも"due to time constraints"と記載しています。）

　地道な作業ですが，データベース研究に関わる研究者は，一度はバリデーション研究を味わうべきですし，その環境が整うことを期待しています。

（山名隼人）

Reference

1) Schneeweiss S, Avorn J. A review of uses of health care utilization databases for epidemiologic research on therapeutics. J Clin Epidemiol 2005; 58: 323-37.
2) Yasunaga H, Matsui H, Horiguchi H, et al. Clinical epidemiology and health services research using the Diagnosis Procedure Combination database in Japan. Asian Pacific J Dis Manag 2013; 7: 19-24.
3) Terris DD, Litaker DG, Koroukian SM. Health state information derived from secondary databases is affected by multiple sources of bias. J Clin Epidemiol 2007; 60: 734-41.

4) van Walraven C, Bennet C, Forster AJ. Administrative database research infrequently used validated diagnostic or procedural codes. J Clin Epidemiol 2011; 64: 1054-9.
5) Angus DC, Linde-Zwirble WT, Lidicker J, et al. Epidemiology of severe sepsis in the United States: analysis of incidence, outcome, and associated costs of care. Crit Care Med 2001; 29: 1303-10.
6) Martin GS, Mannino DM, Eaton S, et al. The epidemiology of sepsis in the United States from 1979 through 2000. N Engl J Med 2003; 348: 1546-54.
7) Wilhelms SB, Huss FR, Granath G, et al. Assessment of incidence of severe sepsis in Sweden using different ways of abstracting International Classification of Diseases codes: difficulties with methods and interpretation of results. Crit Care Med 2010; 38: 1442-9.
8) Vincent JL, Moreno R, Takala J, et al. The SOFA (Sepsis-related Organ Failure Assessment) score to describe organ dysfunction/failure. Intensive Care Med 1996; 22: 707-10.
9) Yamana H, Horiguchi H, Fushimi K, et al. Comparison of procedure-based and diagnosis-based identifications of severe sepsis and disseminated intravascular coagulation in administrative data. J Epidemiol 2016; 26: 530-7.
10) Yamana H, Moriwaki M, Horiguchi H, et al. Validity of diagnoses, procedures, and laboratory data in Japanese administrative data. J Epidemiol 2017; 27: 476-82.
11) Sato I, Yagata H, Ohashi Y. The accuracy of Japanese claims data in identifying breast cancer cases. Biol Pharm Bull 2015; 38: 53-7.
12) Hicks BM, Filion KB, Yin H, et al. Angiotensin converting enzyme inhibitors and risk of lung cancer: population based cohort study. BMJ 2018; 363: k4209.
13) Jick SS, Kaye JA, Vasilakis-Scaramozza C, et al. Validity of the general practice research database. Pharmacotherapy 2003; 23: 686-9.
14) Lawrenson R, Williams T, Farmer R. Clinical information for research; the use of general praPctice databases. J Public Health Med 1999; 21: 299-304.
15) Boggon R, van Staa TP, Chapman M, et al. Cancer recording and mortality in the General Practice Research Database and linked cancer registries. Pharmacoepidemiol Drug Saf 2013; 22: 168-75.
16) Park Y, Bateman BT, Kim DH, et al. Use of haloperidol versus atypical antipsychotics and risk of in-hospital death in patients with acute myocardial infarction: cohort study. BMJ 2018; 360: k1218.
17) Inouye SK, Leo-Summers L, Zhang Y, et al. A chart-based method for identification of delirium: validation compared with interviewer ratings using the confusion assessment method. J Am Geriatr Soc 2005; 53: 312-8.
18) Swan JT, Fitousis K, Hall JB, et al. Antipsychotic use and diagnosis of delirium in the intensive care unit. Crit Care 2012; 16: R84.

索 引

和 文

あ
赤池情報量規準 …………………… 206
安定化 …………………………………… 85
安定化重み …………………………… 85

い
閾値 ……………………………………… 14
逸脱 ……………………………………… 90
一般化可能性 ………………………… 214
一般化決定係数 ……………………… 206
一般化推定方程式 …………………… 143
因果関係 ……………………………… 80
因果効果 ……………………………… 81
因果推論 ……………………………… 79
陰性的中率 ……………………… 207, 240

う
後向きコホート研究 ………………… 3
打ち切り ………………………… 88, 112
打ち切りの重み ……………………… 88

え
エントロピー ………………………… 223

お
オーバーマッチング ………………… 161

か
回帰係数 ……………………………… 199
階層 …………………………………… 142
階層構造 ……………………………… 141
外的検証 ……………………………… 213
外的妥当性 …………………………… 214
過学習 ………………………………… 224
過剰識別制約検定 …………………… 39
過剰適合 ………………………… 160, 198
過調整バイアス ……………………… 76
カプランマイヤー法 ……… 110, 113
頑健性 ……………………………… 15, 39
頑健分散推定量 ……………………… 89
観察研究 ……………………………… 3
患者レジストリー ……………… 4, 238
完全ケース分析 ……………………… 132

完全にランダムな欠測 …………… 129
感度 ……………………………… 207, 240
感度分析 ……………… 9, 17, 96, 129

き
機械学習 …………………………… 10, 220
擬似決定係数 ………………………… 206
擬似集団 …………………………… 79, 81
記述的研究 …………………………… 3
擬似ランダム化 ……………………… 32
逆確率による重み付け ………… 8, 14
キャリパー …………………………… 14
競合リスク ……………………… 111, 117
競合リスクモデル …………………… 7
教師あり学習 ………………………… 222
教師なし学習 ………………………… 222
共通ショック ………………………… 66
曲線下面積 ……………………… 14, 207

く
偶然誤差 ……………………………… 6
組入基準 ……………………………… 2
群 ……………………………………… 142

け
傾向スコア …………………………… 13
傾向スコア・マッチング ……… 8, 14
傾向スコア分析 ……………………… 8
系統誤差 ……………………………… 6
ケース・クロスオーバー法 …… 4, 177
ケース・コントロール研究 … 155, 176
ケースコホートサンプリング …… 158
欠測データ …………………………… 127
決定木 ………………………………… 223
決定係数 ……………………………… 206
原因別 Cox 回帰モデル …………… 119
原因別ハザード比 …………………… 119
源集団 ………………………………… 156

こ
交差検証 ………………………… 213, 229
高次元傾向スコア ………………… 8, 17
較正 …………………………………… 206
較正曲線 ……………………………… 209
構造ネストモデル …………………… 78

252

索引

交絡 ·· 5, 6
合流点層別バイアス ························ 76
ゴールド・スタンダード ·················· 2
誤差 ·· 6
固定効果 ································· 145, 160
誤分類 ····································· 100, 128
コホート研究 ································· 155
コホート内症例対照研究 ············· 156
混合効果モデル ···························· 146

さ
最近傍マッチング ·························· 14
最終的な重み ·································· 88
再抽出法 ·· 213
再分類 ·· 206
差の差分析 ······································ 62
サポートベクターマシーン ········ 225
サンプル分割法 ···························· 212

し
シェーンフィールド残差 ············· 116
時間依存性交絡 ······························ 72
時間依存性交絡因子 ················· 9, 75
時間依存性治療 ······························ 74
時間依存性変数 ······························ 74
自己対照ケースシリーズ ········ 4, 177
自己対照研究デザイン ·········· 4, 176
至適基準 ·· 239
時点マッチング ···························· 160
重回帰 ·· 7
自由度調整済み決定係数 ············ 206
周辺構造モデル ······················ 9, 72, 78
周辺分布モデル ······························ 79
純再分類改善度 ···························· 210
条件付きロジスティック回帰分析 ······ 161
情報のある打ち切り ·············· 88, 113
情報のない打ち切り ···················· 112
症例対照研究 ····················· 3, 155, 176
除外基準 ·· 2
深層学習 ·· 227
診断予測モデル ···························· 197
真のエンドポイント ························ 2

す
ステップアップ法 ························ 198
ステップダウン法 ························ 198

ステップワイズ法 ························ 198

せ
整数スコア ···································· 203
生存関数 ·· 112
生存時間中央値 ···························· 114
生存時間分析 ························· 7, 110
前後比較デザイン ·························· 62
潜在アウトカム ······························ 79
選択バイアス ···································· 6

そ
相関関係 ·· 80
操作変数―アウトカム間交絡 ······ 37
操作変数法 ····························· 8, 30, 54
測定されている交絡 ························ 8
測定バイアス ···································· 6
損失関数 ·· 235

た
ターミナルノード ························ 223
代替エンドポイント ························ 2
多重代入法 ······························ 10, 133
妥当性 ·· 239
多変量回帰分析 ································ 7
単調性 ·· 38

ち
治療群における平均処置効果 ······ 16
治療交絡フィードバック ·············· 75

つ
追跡期間中央値 ···························· 114

て
ディープラーニング ···················· 227
適応交絡 ·· 6
適合度 ·· 206
電子カルテ ····························· 4, 238

と
統計学的検出力 ···························· 118
統合識別改善度 ···························· 210
同時サンプリング ························ 158
特異度 ································· 207, 240

な
内生変数 …………………………………… 38
内的検証 …………………………………… 212
内的妥当性 ………………………………… 1

に
二重対数プロット ………………………… 116
日本臨床疫学会 …………………………… 11
ニューラルネットワーク ………………… 227

ね
ネスティッド症例対照研究 ……………… 156
ネストされたデータ ……………………… 142

の
ノード ……………………………………… 223
ノーフリーランチ定理 …………………… 235
ノモグラム ………………………………… 201

は
パーセプトロン …………………………… 227
バイアス …………………………………… 6
排他的サンプリング ……………………… 158
ハイパーパラメータ ……………………… 229
ハザード …………………………………… 111
ハザード関数 ……………………………… 112
ハザード比 ………………………………… 116
発生率 ……………………………………… 111
発生割合 …………………………………… 111
パラメータチューニング ………………… 229
パラメトリック G フォーミュラ ……… 78
バリデーション研究 ……………………… 240
汎化 ………………………………………… 229
反実仮想アウトカム ……………………… 80
判別 ………………………………………… 206

ひ
非安定化重み ……………………………… 85
ヒストリカルコントロール ……………… 62
非復元マッチング ………………………… 162
標準化差 ………………………………… 15, 36
比例ハザード性の仮定 …………………… 116

ふ
ブートストラップ法 ……………………… 213

復元マッチング …………………………… 162
複合エンドポイント ……………………… 118
部分分布ハザード比 ……………………… 120
不連続回帰デザイン …………………… 9, 49
分析的観察研究 …………………………… 3

へ
平均因果効果 ……………………………… 81
平均二乗誤差平方根 ……………………… 229
平均処置効果 ……………………………… 16
平行トレンド ……………………………… 65
ベイズ情報量規準 ………………………… 206
変量効果 …………………………………… 160

ほ
ポアソン回帰 ……………………………… 115
包括的サンプリング ……………………… 158
保険データベース …………………… 4, 238
保守的な評価 ……………………………… 90
補助変数 …………………………………… 135

ま
前向きコホート研究 ……………………… 3
マッチド・ペア・コホート研究 …… 3, 165
マッチング ………………………………… 155
マルコフ連鎖モンテカルロ法 …………… 134
マルチレベル分析 …………………… 5, 141

み
未測定交絡 …………………………… 8, 16
密度サンプリング ………………………… 158

よ
陽性的中率 …………………………… 207, 240
予後予測モデル …………………………… 197

ら
ランダム傾きモデル ……………………… 147
ランダム化比較試験 ……………………… 1
ランダム係数モデル ……………………… 147
ランダム効果 ……………………………… 145
ランダム切片モデル ……………………… 146
ランダムでない打ち切り ………………… 112
ランダムでない欠測 ……………………… 129
ランダムな打ち切り ……………………… 112
ランダムな欠測 …………………………… 129

ランダムフォレスト ··············· 223

り
リアルワールドデータ ············· 4, 238
リスクセットサンプリング ··········· 158
臨床疫学 ························ 1
臨床予測モデル ················ 10, 193

る
累積発生関数 ··················· 120
累積発生サンプリング ·············· 158
累積発生割合 ··················· 115
ルートノード ··················· 223
ルービンの因果モデル ··············· 80

れ
連鎖式による多重代入 ·············· 134

ろ
ログランク検定 ·················· 114
ロジスティック回帰 ················· 7
ロビンスのGメソッド ·············· 78

欧文

A
adjusted R^2 ··················· 206
administrative claims database ····· 4, 238
Akaike Information Criterion (AIC) ··· 206
always-taker ····················· 37
area under the curve (AUC) ····· 14, 207
array approach ················· 101
as-treated 解析 ·················· 90
association ····················· 80
ATCコード ······················ 21
attrition ······················· 90
auxiliary variable ··············· 135
average causal effect ············· 81
average treatment effect (ATE) ······ 16
average treatment effect on the treated (ATT)
··························· 16

B
Bayesian information criterion (BIC) ···· 206
before after design ··············· 62
bias ···························· 6

bootstrapping ·················· 213

C
C-index ······················ 207
C-statistic ···················· 207
calibration ···················· 206
calibration curve ··············· 209
caliper ························ 14
case control study ········· 3, 155, 176
case-case-time-control デザイン ···· 181
case-cohort sampling ············ 158
case-crossover method ········ 4, 177
case-time-control デザイン ········ 181
causal effect ··················· 81
causal inference ················· 79
causation ······················ 80
cause-specific Cox regression model ··· 119
cause-specific hazard ratio ········ 119
censoring ·················· 88, 112
censoring weight ················ 88
clinical epidemiology ·············· 1
clinical prediction model ······ 10, 193
cluster ······················· 142
cohort study ··················· 155
common shock ·················· 66
competing risk ············· 111, 117
competing risk model ·············· 7
complete case analysis ·········· 132
complier ······················ 38
complier average treatment effect (CATE)
··························· 38
composite endpoint ············· 118
concordance index ·············· 207
concurrent sampling ············· 158
conditional logistic regression model ·· 161
confounding ·················· 5, 6
confounding by indication ·········· 6
conservative estimation ··········· 90
cost function ·················· 235
counterfactual outcome ··········· 80
Cox regression ··················· 7
Cox回帰 ················ 7, 110, 115
cross validation ············ 213, 229
cumulative incidence function (CIF) ··· 120
cumulative incidence sampling ····· 158
C統計量 ······················ 207

255

D

- decision tree ······················ 223
- deep learning ······················ 227
- defier ···································· 38
- density sampling ···················· 158
- diagnostic prediction model ········· 197
- difference-in-differences analysis ······· 62
- differential distance ··················· 35
- discrimination ······················· 206

E

- E-Value ··································· 104
- electronic medical records（EMR）······· 4, 238
- entropy ·································· 223
- error ······································· 6
- exclusion criteria ······················· 2
- exclusive sampling ···················· 158
- external validation ··················· 213
- external validity ····················· 214

F

- Fine and Gray モデル ················ 120
- fixed effect ························ 145, 160
- Fuzzy RDD ······························ 53

G

- G estimation ····························· 78
- generalizability ······················· 214
- generalized estimating equation（GEE）··· 143
- generalized R^2 ······················· 206
- gold standard ······················ 2, 239
- goodness of fit ······················· 206
- Gray 検定 ······························ 120
- G 推定法 ································ 78

H

- Harrell の C 統計量 ·················· 208
- hazard ································· 111
- hazard function ······················· 112
- hazard ratio ··························· 116
- high-dimensional propensity score（hdPS）
  ································· 8, 17
- historical control ······················ 62
- Hosmer-Lemeshow 検定 ················ 209

I

- ICD-10 コード ·························· 21
- incidence proportion ·················· 111
- incidence rate ························· 111
- inclusion criteria ························ 2
- inclusive sampling ···················· 158
- information gain ······················ 223
- informative censoring ············· 88, 113
- instrumental variable analysis ········· 30
- instrumental variable method ··········· 8
- integrated discrimination improvement（IDI）
  ······································ 210
- intention-to-treat（ITT）解析 ············ 90
- internal validation ··················· 212
- internal validity ························· 1
- inverse probability of weighting（IPW）
  ································· 8, 14
- IV-outcome confounder ················· 37

K

- Kaplan-Meier（KM）法 ················· 113
- Kernel SVM ···························· 226

L

- Lasso 回帰モデル ······················ 196
- level ···································· 142
- log-log plot ····························· 116
- log-rank test ··························· 114
- logistic regression ······················· 7

M

- machine learning ················· 10, 220
- Mantel-Haenszel 法 ···················· 163
- marginal structural model（MSM）··· 9, 72, 78
- Markov chain Monte Carlo（MCMC）······· 134
- matched-pair cohort study ········· 3, 165
- matching ······························· 155
- matching on time ···················· 160
- matching with replacement ············ 162
- matching without replacement ········· 162
- measured confounders ·················· 8
- measurement bias ······················· 6
- median follow-up ····················· 114
- median survival time ·················· 114
- misclassification ················· 100, 128

missing at random (MAR) ······················ 129
missing completely at random (MCAR) ··· 129
missing not at random (MNAR) ·············· 129
mixed-effect model ······························ 146
monotonicity ······································· 38
multilevel analysis ································ 6
multiple imputation ························· 10, 133
multiple regression ······························ 7
multiplicative bias term ························ 23
multivariable regression analysis ············· 7
multivariate imputation using chained
　equations (MICE) ···························· 134

N

nearest neighbor matching ···················· 14
negative predictive value (NPV) ······ 207, 240
nested case control study ····················· 156
nested データ ······································ 142
net reclassification improvement (NRI) ··· 210
neural network ···································· 227
never-taker ··· 37
node ·· 223
nomogram ·· 201
non-informative censoring ····················· 113
non-random censoring ·························· 112

O

over-matching ····································· 161
overall weight ······································ 88
overfitting ···································· 160, 198

P

parallel trend ······································ 65
parametric G formula ···························· 78
patient registry ······························ 4, 238
per-protocol 解析 ································ 91
perceptron ··· 227
Poisson 回帰 ······································ 115
positive predictive value (PPV) ········ 207, 240
potential outcome ································ 79
power ·· 118
prognostic prediction model ··················· 197
propensity score ·································· 13
propensity score analysis ······················· 8
propensity score matching ················· 8, 14
proportional hazards assumption ·············· 116

pseudo-population ································ 81
pseudo-R^2 ··· 206
pseudo-randomization ·························· 32

R

R^2 ·· 206
random censoring ································ 112
random effect ······························ 145, 160
random error ······································ 6
random forest ····································· 223
random-coefficient model ······················ 147
random-intercept model ························ 146
random-slope model ····························· 147
randomized controlled trial (RCT) ············ 1
real world data (RWD) ···················· 4, 238
reclassification ···································· 206
regression coefficient ··························· 199
regression discontinuity design (RDD) ·· 9, 49
resampling method ······························ 213
Ridge 回帰モデル ································ 196
risk-set sampling ································ 158
Robins' G methods ······························ 78
robust variance estimators ····················· 89
robustness ···································· 15, 39
ROC 曲線 ···································· 14, 207
root mean square error (RMSE) ············ 229
Rubin's causal model ···························· 80
rule-out approach ································ 102

S

Schoenfeld residual ······························ 116
School of Public Health (SPH) ·············· 11
selection bias ······································ 6
self-controlled case series ················ 4, 177
self-controlled study design ············· 4, 176
sensitivity ···································· 207, 240
sensitivity analysis ················· 9, 17, 96, 129
Sharp RDD ··· 53
source population ································ 156
specificity ··································· 207, 240
split sample method ···························· 212
stabilization ······································· 85
stabilized weight ································· 85
standardized difference ···················· 15, 36
step-down 法 ····································· 198
step-up 法 ··· 198

257

stepwise 法	198
STROBE	97
structural nested model	78
sub-distribution hazards ratio	120
support vector machine (SVM)	225
surrogate endpoint	2
survival function	112
systematic error	6

T

time dependent confounders	9, 75
time dependent treatment	74
time dependent variables	74
time-dependent confounding	72
treatment-confounder feedback	75
trimming	89
TRIPOD	196
true endpoint	2
truncation	89
two-stage least square (2SLS)	33, 54
two-stage residual inclusion (2SRI)	34, 54

U

unmeasured confounders	8, 16
unstabilized weight	85

V

validation study	240
validity	239

数字

1-KM 推定	115
1：n マッチング	161
2 段階最小二乗法	33

超絶解説 医学論文の難解な統計手法が手に取るようにわかる本

2019年11月20日　第1版第1刷発行
2022年 3月15日　　　　第3刷発行

編　著　康永　秀生　山名　隼人　岩上　将夫

発行者　福村　直樹
発行所　金原出版株式会社
　　　　〒113-0034 東京都文京区湯島 2-31-14
　　　　電話　編集(03)3811-7162
　　　　　　　営業(03)3811-7184
　　　　FAX　　(03)3813-0288
　　　　振替口座　00120-4-151494
　　　　http://www.kanehara-shuppan.co.jp/

© 2019
検印省略
Printed in Japan

ISBN 978-4-307-00487-9

印刷・製本／三報社印刷㈱
デザイン／クワデザイン

|JCOPY|＜出版者著作権管理機構　委託出版物＞

本書の無断複製は著作権法上での例外を除き禁じられています。複製される場合は，そのつど事前に，出版者著作権管理機構（電話 03-5244-5088，FAX 03-5244-5089，e-mail : info@jcopy.or.jp）の許諾を得てください。

小社は捺印または貼付紙をもって定価を変更致しません。
乱丁，落丁のものはお買い上げ書店または小社にてお取り替え致します。

WEBアンケートにご協力ください

読者アンケート（所要時間約3分）にご協力いただいた方の中から抽選で毎月10名の方に図書カード1,000円分を贈呈いたします。

アンケート回答はこちらから ➡
https://forms.gle/U6Pa7JzJGfrvaDof8

康永 秀生 先生 新刊・好評書 一覧

ステップ **1** からが おすすめ！です。

インタビュー動画 公開中！

ステップ ❶ 英語論文を読もう！

英語論文検索・読解のノウハウを徹底解説！

必ず読めるようになる 医学英語論文
究極の **検索術×読解術**

◆A5判 160頁　◆定価3,520円（本体3,200円＋税10％）

ISBN978-4-307-00490-9

ステップ ❷ 臨床研究を実践しよう！

臨床研究の基礎知識と実践的なスキルを
50の鉄則に基づき解説！

できる！臨床研究
最短攻略 **50の鉄則**

◆A5判 224頁　◆定価3,520円（本体3,200円＋税10％）

ISBN978-4-307-00482-4

ステップ ❸ 英語論文を執筆しよう！

大幅に改訂。英語論文執筆のノウハウを
50の鉄則に基づき解説！

必ずアクセプトされる 医学英語論文
完全攻略 **50の鉄則**

パワーアップ！改訂版

◆A5判 200頁　◆定価3,520円（本体3,200円＋税10％）

ISBN978-4-307-00491-6

傾向スコア分析を"正しく"使うための
手法を完全マスター！

できる！傾向スコア分析
SPSS・Stata・R を用いた **必勝マニュアル**

◆B5判 128頁
◆定価3,520円（本体3,200円＋税10％）
ISBN978-4-307-00484-8

合わせてこちらも！さらに理解が深まります。

「統計はよくわからないから読み飛ばす」。
本当にそれでいいのか？

超絶解説
医学論文の難解な 統計手法 が手に取るようにわかる本

◆A5判 272頁
◆定価3,520円（本体3,200円＋税10％）
ISBN978-4-307-00487-9

金原出版　〒113-0034 東京都文京区湯島2-31-14　TEL03-3811-7184（営業部直通）　FAX03-3813-0288

本の詳細、ご注文等はこちらから　https://www.kanehara-shuppan.co.jp/